Andreas Liebl/Eric Martin
Diabetes mellitus Typ 2

D1730349

Diabetes mellitus Typ 2

von

Dr. med. Andreas Liebl und
Dr. phil. nat. Eric Martin

Mit 13 Abbildungen und 13 Tabellen

Schriftenreihe der Bayerischen Landesapothekerkammer · Heft 71
München 2005

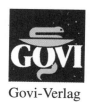

Govi-Verlag

Bibliografische Information der Deutschen Bibliothek

Die Deutsche Bibliothek verzeichnet diese Publikation in
der Deutschen Nationalbibliografie;
detaillierte bibliografische Daten sind im Internet über
http://dnb.ddb.de
abrufbar.

Wichtiger Hinweis

Medizin als Wissenschaft ist ständig im Fluss. Forschung und klinische Erfahrungen
erweitern unsere Kenntnisse, insbesondere was Behandlung und medikamentöse Therapie
anbelangt. Soweit in diesem Werk eine Dosierung oder eine Applikation erwähnt wird,
darf der Leser zwar darauf vertrauen, dass Autor, Herausgeber und Verlag größte Mühe darauf
verwandt haben, dass diese Angabe genau dem **Wissensstand bei Fertigstellung des Werkes**
entspricht. Dennoch ist jeder Benutzer aufgefordert, die Beipackzettel der verwendeten
Präparate zu prüfen, um in eigener Verantwortung festzustellen, ob die dort gegebene Empfehlung
für Dosierungen oder die Beachtung von Kontraindikationen gegenüber der Angabe in
diesem Buch abweicht. Das gilt besonders bei selten verwendeten oder neu auf den Markt
gebrachten Präparaten und bei denjenigen, die von zuständigen Behörden in ihrer
Anwendbarkeit eingeschränkt worden sind.

Geschützte Warennamen (Warenzeichen) werden nicht besonders kenntlich gemacht.
Aus dem Fehlen eines solchen Hinweises kann also nicht geschlossen werden, dass es sich
um einen freien Warennamen handelt.

ISBN 3-7741-1042-5

ISSN 0341-2407

© 2005 Govi-Verlag Pharmazeutischer Verlag GmbH, Eschborn

Herausgeber: Bayerische Landesapothekerkammer

Satz: Tatjana Spira

Druck und Verarbeitung: Fuck Druckerei & Verlag, Koblenz

Printed in Germany

Vorwort

Diabetes mellitus Typ 2 hat sich zu einer der großen Volkskrankheiten in Deutschland entwickelt. Nach neuen Untersuchungen muss bei Personen im mittleren Lebensalter mit einer Diabetesprävalenz von 15 bis 20 Prozent gerechnet werden. Die Folgekomplikationen des Diabetes mellitus, vorwiegend am Gefäß- und Nervensystem mit Herzinfarkten, Schlaganfall, diabetischem Fuß, Erblindung und Nierenversagen, führen zu einer drastischen Verringerung an Lebensqualität und Lebenserwartung. Gleichzeitig bedingen sie einen enormen Anstieg der Krankheitskosten. Die Strategien zur Betreuung von Diabetikern und zur Verhinderung der Folgeerkrankungen sind eindeutig: möglichst normale Einstellung von Blutdruck, Blutfetten sowie Blutzucker. Gerade im Hinblick auf den Blutzucker hat sich in den letzten Jahren ein Paradigmenwechsel ergeben. Die postprandialen Blutzuckerwerte wurden als wesentliche Schrittmacher für Gefäßerkrankungen erkannt und müssen deswegen gezielt therapiert werden. Die Blutzuckerzielwerte sind streng und orientieren sich an der Nahe-Normoglykämie. Dies ist in aller Regel durch gesunde Lebensweise nicht zu erreichen, sondern es müssen frühzeitig Medikamente eingesetzt werden. Orale Antidiabetika werden meist in Kombination gegeben und haben in den letzten Jahren durch den Einsatz von Insulin-Sensitizern und Gliniden interessante Ergänzung erfahren. Die Indikation zur Insulintherapie wird heutzutage frühzeitig gestellt. Auch hier eröffnen die innovativen kurz wirksamen sowie lang wirksamen Insulin-Analoga neue therapeutische Möglichkeiten und erlauben das Erreichen strenger BZ-Zielwerte. Differenzierte Insulinschemata führen zum Erfolg, wenn alle Ressourcen des Gesundheitswesens, Ärzte, Apotheker und Beratungspersonal in einer konzertierten Aktion tätig werden, um die Langzeitbetreuung der Patienten sicherzustellen. Für alle Akteure ist ein umfassendes Wissen erforderlich, gerade im Hinblick auf moderne Insulin-Therapie-Schemata, Dosisanpassung, Korrekturen von hohen BZ-Werten, bei wechselndem Tagesablauf oder beim Auftreten von Unterzuckerungen. Häufig müssen auch noch DMP-spezifische Überlegungen berücksichtigt werden.

Die Darstellung der medikamentösen Diabetestherapie wird abgerundet durch einen Ausblick auf die innovativen Therapieperspektiven der kommenden Jahre.

Dr. med. Andreas Liebl
Dr. phil. nat. Eric Martin

Inhaltsverzeichnis

1 Pathophysiologie des Diabetes mellitus Typ 2

1.1 Metabolisches Syndrom (Insulinresistenz-Syndrom)

Schon lange bevor ein Diabetes mellitus Typ 2 auftritt, liegt über viele Jahre ein so genanntes »metabolisches Syndrom« oder »Insulinresistenz-Syndrom« vor. Die Veranlagung zum metabolischen Syndrom ist hochgradig vererblich und dürfte somit von Geburt an bestehen. Es wird davon ausgegangen, dass in der zivilisierten Welt ein Viertel bis ein Drittel der Bevölkerung vom metabolischen Syndrom betroffen ist. Praktisch alle Personen mit Diabetes Typ 2 weisen ein metabolisches Syndrom auf.

Das metabolische Syndrom ist gekennzeichnet durch die angeborene, vorwiegend muskuläre Unterempfindlichkeit gegenüber dem körpereigenen Insulin (Insulinresistenz), die durch Übergewicht (besonders im Abdominalbereich) und Bewegungsmangel sowie durch den Alterungsprozess im Laufe der Jahre verstärkt wird. Es bestehen biochemische Defekte in der Signaltransduktion des Insulins, die letztendlich noch nicht abgeklärt sind. Enzyme wie die Tyrosin-Kinase und die Glycogen-Synthase sowie die Glucosetransporter GLUT1 und GLUT4 stehen dabei im Mittelpunkt der Betrachtungen.

Die Insulinresitenz des Muskels entsteht durch ein Zusammenspiel der genetischen Faktoren mit sekundären Resistenzmechanismen. Zu den Letzteren zählen die Adipositas (insbesondere im abdominellen Bereich), die mangelnde Muskelarbeit sowie bei ansteigenden Blutzuckerwerten die Glucose-Toxizität als metabolischer Resistenzfaktor. Bei manifestem Diabetes bedingt die metabolische Resistenz einen Circulus vitiosus: Ansteigende Blutzuckerwerte verschlechtern die Insulinresistenz, was zu einem weiteren Ansteigen der Blutzuckerwerte führt mit wiederum ungünstigen Einflüssen auf die Insulinresistenz. Eine solche Spirale lässt sich nur durch wirksame Eingriffe in die Insulinresistenz durchbrechen (z. B. mit Metformin oder Insulinsensitizern) oder durch starkes Absenken der Blutzuckerwerte, wie es im Allgemeinen nur durch eine hochdosierte Insulintherapie möglich ist. Aufgrund der Zusammenhänge der Insulinresistenz mit Ernährung und Bewegung kann selbstverständlich auch ein geeignetes Bewegungsprogramm und eine hypokalorische Ernährung zu teilweise drastischen Erfolgen führen.

Die Insulinresistenz als wesentlicher Bestandteil des metabolischen Syndroms betrifft in Abhängigkeit vom Krankheitsstadium und von der Stoffwechseleinstellung den Skelettmuskel, das Fettgewebe und die Leber. Führend ist sicherlich die Rolle der Skelettmuskulatur, da hier 80 Prozent der postprandialen Glucoseverwertung stattfindet. Die Bedeutung der Leber dominiert in der Nüchternphase. Die Skelettmuskelresistenz wird durch das Zusammentreffen mit anderen Resistenzfaktoren, z. B. abdomineller Adipositas, verstärkt. Auch die körperliche Aktivität wirkt modifizierend auf die Insulinsensitivität.

Die Insulinresistenz ist im Rahmen des metabolischen Syndroms im Allgemeinen mit einer arteriellen Hypertonie, einer Fettstoffwechselstörung sowie zunehmend ansteigenden Blutzuckerspiegeln gekennzeichnet.

Der abdominell betonten Adipositas kommt eine Schlüsselrolle beim metabolischen Syndrom zu: Nach der neuen Definition der IDF (International Diabetes Federation) aus dem Jahr 2005 liegt ein metabolisches Syndrom vor, wenn der Bauchumfang bei Männern mehr als 94 cm bzw. bei Frauen mehr als 80 cm beträgt und mindestens zwei weitere der folgenden Störungen bzw. Bedingungen vorliegen:

- Erhöhte Triglyzeridwerte (mindestens 150 mg/dl) bzw. eine bereits eingeleitete Behandlung zur Absenkung der Triglyzeride.
- Zu niedriges HDL-Cholesterin (Männer weniger als 40 mg/dl, Frauen weniger als 50 mg/dl) bzw. eine bereits eingeleitete Therapie zur Anhebung des HDL-Cholesterins.
- Bluthochdruck (systolisch mehr als 130 mmHg oder diastolisch mehr als 85 mmHg) bzw. eine bereits behandelte Hypertonie.
- Erhöhte Nüchtern-Blutglucose-Spiegel (mehr als 100 mg/dl) oder ein bereits diagnostizierter Typ-2-Diabetes.

Das metabolische Syndrom mit Insulinresistenz und das Fortschreiten zu einem Diabetes mellitus ist kein unabänderliches Schicksal. Tatsächlich hat jeder weitreichende Möglichkeiten, Risikofaktoren auszuschalten und die einzelnen Komponenten des metabolischen Syndroms durch relativ einfache (aber sehr effektive!) Änderungen des Lebensstils in den Griff zu bekommen. Hierzu gehören z. B. die Umstellung der Ernährung, mehr körperliche Aktivität, das Einstellen des Rauchens und eine regelmäßige Kontrolle bzw. Behandlung von Risikofaktoren.

Beim Vorliegen einer Insulinresistenz, noch vor Ausbruch des Diabetes mellitus, reagiert der Körper mit einer Erhöhung der Insulinsekretion. Damit kann der Blutzucker über viele Jahre, unter Umständen über Jahrzehnte oder bis zum Lebensende, noch innerhalb normaler Grenzen gehalten werden. Diese so genannte »Hyperinsulinämie« ist eine physiologische und protektive Reaktion des Körpers auf die Insulinresistenz. Weil schon im Stadium des metabolischen Syndroms erhebliche Schädigungen der großen Gefäße (Makroangiopathie) mit Herzinfarkten und Apoplexen entstehen können, war man früher der Ansicht, dass die bei metabolischem Syndrom vorhandene Hyperinsulinämie einen direkten schädigenden Einfluss auf die Blutgefäße ausübt. In zahlreichen neueren Forschungsarbeiten wurde diese Theorie nachhaltig widerlegt und als Irrtum entlarvt. Hohe Insulinspiegel im Blut, wie sie entweder durch erhöhte körpereigene Insulinsekretion oder durch Behandlung mit Insulin oder Sekretagoga entstehen, sind keinesfalls schädlich, sondern tragen über eine Senkung der Blutzuckerwerte und als Reaktion auf die Insulinresistenz zum Schutz vor Gefäßschäden bei.

Wie aus nachfolgender Abbildung deutlich wird, kann aber bei zahlreichen Personen die beständige Sekretion zur Erhöhung des Insulins durch das Pankreas auf Dauer nicht beibehalten werden. Vermutlich ebenfalls im Rahmen einer genetischen Prädisposition kommt es dann zu einem zunehmenden Einbruch der körpereigenen Insulinsekretion und damit zu ersten Blutzuckeranstiegen, in aller Regel im Bereich der postprandialen Blutzuckerwerte. Gerade die postprandialen Blutzuckerwerte wurden in jüngster Zeit als Schrittmacher bei der Entstehung eines Diabetes und bei Gefäßschäden indentifiziert!

1.2 Diabetes mellitus Typ 2 als duale Erkrankung

Um die sinnvollen Therapiestrategien bei Diabetes mellitus Typ 2 zu verstehen, ist es wichtig, den Diabetes als »duale« Erkrankung zu verstehen: Der klinisch manifeste Diabetes mellitus ist sowohl durch eine Störung der Insulinsekretion als auch durch eine Insulinresistenz der Zielgewebe gekennzeichnet. Auch das Nachlassen der Insulinsekretion ist ein progredientes Geschehen, das kaum therapeutisch beeinflusst werden kann. Dies ist der Hauptgrund dafür, dass der Diabetes mellitus eine progressive Erkrankung darstellt: Nach dem metabolischen

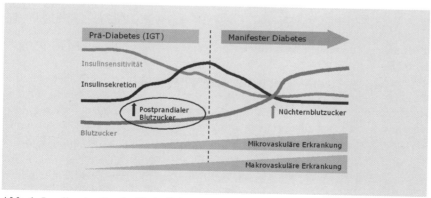

Abb. 1: Insulinsekretion im Verlauf der Pathogenese

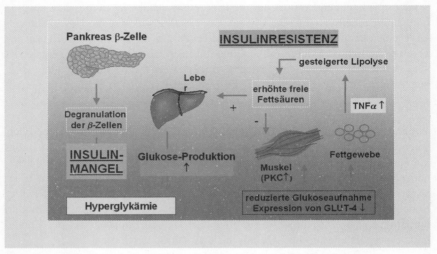

Abb. 2: Pathophysiologie des Diabetes mellitus Typ 2: Duale Erkrankung

Syndrom folgt die Phase des Prädiabetes (meist als pathologische Glucosetoleranz mit ausschließlich postprandialen BZ-Spitzen, seltener als Syndrom des erhöhten Nüchtern-Blutzuckerspiegels bei ausgeprägter Leberresistenz). Erst später, oft Jahre später, folgt dann die Erhöhung der Nüchtern-Blutzuckerspiegel. Erst dann wird der Diabetes entdeckt. Man geht davon aus, dass die Latenz bis zur Entdeckung eines Diabetes mellitus bei den meisten Patienten mehr als fünf Jahre beträgt. Wenn berücksichtigt wird, dass schon im Stadium des metabolischen Syndroms erhebliche vaskuläre Risikofaktoren und vaskuläre Schädigungen vorliegen, wird auch verständlich, dass bei einem großen Teil der Patienten schon bei Diabetes-Manifestation schwerwiegende Gefäßveränderungen, häufig schon Herzinfarkte oder Apoplexe und Durchblutungsstörungen der Beine, vorliegen.

1.3 Pathophysiologisch fundierte Therapien

Bei der Planung der therapeutischen Strategien ist in Analogie zur Pathophysiologie ein »duales« Vorgehen sinnvoll:

Es kann – und muss – sowohl die Insulinresistenz therapeutisch angegangen werden (in erster Linie durch Modifikation der Lebensweise mit gesunder Ernährung und Bewegung, Einsatz von Metformin oder Insulinsensitzern) als auch die immer vorhandene Insulinsekretionsstörung (durch Sekretagoga wie Sulfonylharnstoffe oder Glinide oder eine heutzutage oft schon früh indizierte Insulintherapie). Beide Vorgehensweisen sind sinnvoll und müssen oft sehr früh kombiniert werden. Insbesondere mit einer Insulintherapie darf bei Bestehen einer Indikation nicht übermäßig lange gewartet werden.

Das Hauptproblem des Diabetes mellitus Typ 2 für das Gesundheitswesen und für die betroffenen Personen stellen die Folgeerkrankungen dar. Aus epidemiologischen Untersuchungen wurde klar, dass bei den Patienten mit Diabetes mellitus in Deutschland

- alle 12 Minuten ein neurologisches Ereignis (Apoplex oder Präapoplex),
- alle 190 Minuten ein Herzinfarkt,
- alle 190 Minuten eine Amputation,
- alle 60 Minuten eine Erblindung und
- alle 90 Minuten eine neue Dialysepflicht

zu beklagen sind.

1.4 Diagnose des Diabetes mellitus Typ 2

Um diesen gewaltigen finanziellen Belastungen für das Gesundheitssystem und dem Verlust an Lebensqualität für die Patienten entgegenzuwirken, ist sowohl ein frühes Entdecken des Diabetes mellitus erforderlich, als auch eine entschlossene und Leitlinien-gerechte, zielwertorientierte Therapie. Wir gehen davon aus, dass beim Einhalten der in Kapitel 3 genannten Zielwerte die gefürchteten Gefäßkomplikationen des Diabetes weitgehend verhindert werden können.

Wegen der schon früh auftretenden Gefäßschädigungen ist eine möglichst frühzeitige Entdeckung der Stoffwechselstörungen von allergrößter Bedeutung. Dazu ist es erforderlich, dass regelmäßig Nüchtern-Blutglucosespiegel bestimmt werden. Für die Werte im Blutplasma gilt die Grenze von 126 mg/dl zur Diagnose eines manifesten Diabetes mellitus, die Grenze von 110 mg/dl zur Diagnose eines Prädiabetes im Sinne der pathologischen Nüchtern-Glucose. Somit sind nur Personen mit Nüchtern-Blutzuckerwerten von unter 110 mg/dl als stoffwechselgesund zu werten. Dabei ist zu beachten, dass die Werte für Kapillarblut (Geräte zur Blutzuckerselbstkontrolle der Patienten) um ca. 10 bis 20 mg/dl niedriger anzusetzen sind. $HbA1_c$-Werte fangen erst spät zu steigen an und eignen sich daher nicht zur Frühdiagnose eines Diabetes mellitus.

Noch sensitiver zur Aufdeckung eines Diabetes bzw. Prädiabetes, aber auch wesentlich komplizierter durchzuführen, sind orale Glucosetoleranztests. Sie sollten insbesondere bei Risikopatienten oder ätiologisch unklaren Gefäßschädigungen zur Anwendung kommen.

1.5 Häufigkeit des Diabetes mellitus Typ 2

Bei der systematischen Untersuchung der Bevölkerung auf Blutzucker-Stoff-
wechselstörungen ist die Prävalenz erschreckend hoch. Dies zeigt die folgende
Abbildung anhand einer typischen süddeutschen Population.

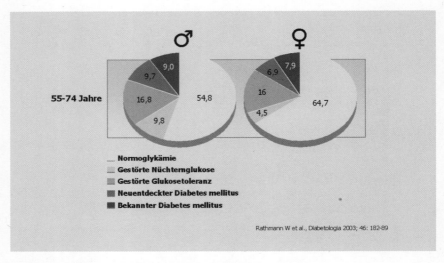

Abb. 3: Prävalenz von Diabetes mellitus (KORA-Studie)

Insbesondere bei Männern ist also davon auszugehen, dass in der Altersgruppe
zwischen 55 und 74 Jahren lediglich die Hälfte der Personen stoffwechselgesund ist.

Die epidemieartige Ausbreitung des Diabetes mellitus Typ 2 als Zivilisations-
krankheit, getriggert durch falsche Ernährung, Bewegungsmangel, Übergewicht,
stellt somit eine der großen Herausforderungen an das Gesundheitswesen dar. Zu
meistern ist sie nur durch eine konzertierte Aktion aller gesellschaftlich relevanten Gruppen, wobei Ärzten und Apothekern Schlüsselrollen zufallen.

2 Therapieziele

In der »Nationalen Versorgungs-Leitlinie Diabetes mellitus Typ 2« vom Mai 2002 wurde ein übergreifender Konsensus für die Therapie des Diabetes mellitus in Deutschland geschaffen. Diese Leitlinie wird getragen u. a. von der Bundesärztekammer, der Arzneimittelkommission der Deutschen Ärzteschaft, der Deutschen Diabetesgesellschaft und der Deutschen Gesellschaft für Innere Medizin.

Die generellen Therapieziele hängen vom Alter und von den Begleiterkrankungen der Patienten ab: Es geht um die Erhaltung bzw. Wiederherstellung der Lebensqualität, der Kompetenzsteigerung der Betroffenen im Umgang mit der Erkrankung sowie um die Reduktion des Risikos für kardiale, cerebrovasculäre und sonstige makroangiopathische Morbidität und Letalität. Außerdem soll eine Vermeidung mikrovasculärer Folgeerkrankungen (Erblindung, Dialyse, Neuropathie) erreicht werden, eine Vermeidung des diabetischen Fußsyndroms und eine Prävention bzw. Therapie von Symptomen der Erkrankung (z. B. Polyurie, Polydipsie, Abgeschlagenheit). Es ist zu berücksichtigen, dass die Therapie möglichst wenig Nebenwirkungen entfaltet und die Belastungen der Patienten durch die Therapie gering gehalten werden.

Angesichts der weiten Altersspanne sowie der unterschiedlichen Lebenssituationen der Patienten müssen individuelle Zielvereinbarungen getroffen werden. Sie umfassen unter anderem die Höhe der Blutglucose, $HbA1_c$, Lipidstatus, Körpergewicht, Blutdruck sowie Änderung der Lebensführung (gesunde Ernährung, körperliche Aktivität, Verzicht auf Nikotin- und Alkoholkonsum).

Für die verschiedenen genannten Indikatoren wurden die Therapieziele der European Diabetes Policy Group übernommen. Anzustreben ist ein möglichst niedriger Risikobereich. Die einzelnen Ziele sind in Tabelle 1 aufgeführt.

Zu beachten sind neben den $HbA1_c$-Werten als Marker für die Stoffwechseleinstellung, insbesondere auch die strengen Ziele für die postprandialen Blutzuckerwerte: Letztere werden zunehmend als entscheidende Schrittmacher für die Gefäßschädigungen des Diabetes entlarvt.

Dabei dienen die vorstehenden Werte des niedrigen Risikobereiches als Orientierung, im Einzelfall kann entsprechend der Gesamtprognose unter Berücksichtigung des Alters, evtl. Folgeschäden und Comorbiditäten davon abgewichen werden. So wird man in aller Regel bei betagten Patienten oder Patienten mit reduzierter Prognose mit $HbA1_c$-Werten < 8 Prozent zufrieden sein, was durchschnittlichen BZ-Werten von < 200 mg/dl entspricht.

Tab. 1: *Therapieziele bei Diabetes mellitus Typ 2*
(angelehnt an die European Diabetes Policy Group)

Indikator	Einheit	makro-/mikroangiopathisches Risiko		
		niedriges	erhöhtes	hohes
Blutglukose kapillär	mmol/l	4,4 – 5,5	5,5 – 6,0	> 6,0
nüchtern sowie präprandial	mg/dl	80 – 100	100 – 110	> 110
postprandial	mmol/l	4,4 – 7,5	7,5 – 9,0	> 9,0
	mg/dl	80 – 135	135 – 160	> 160
$HbA1_c$*	%	< 6,5**	6,5 – 7,5	> 7,5
Blutdruck****	mmHg	< 130/85	130/85 – 140/90	> 140/90
Serum Cholesterin	mmol/l	< 4,8	4,8 – 6,0	> 6,0
	mg/dl	< 185	185 – 230	> 230
LDL-Cholesterin***	mmol/l	< 3,0	3,0 – 4,0	> 4,0
	mg/dl	< 115	115 – 155	> 155
HDL-Cholesterin	mmol/l	> 1,2	1,2 – 1,0	< 1,0
	mg/dl	> 46	46 – 40	< 40
Triglyzeride	mmol/l	< 1,7	1,7 – 2,3	> 2,3
	mg/dl	< 150	150 – 200	> 200
BMI (Body Mass Index)				
männlich	kg/m²	20 – 25	25 – 27	> 27
weiblich	kg/m²	19 – 24	24 – 26	> 26
Rauchen	Zigaretten/ Tag	nein	nein	ja

* anstatt HbA1 immer $HbA1_c$ – oberer Normbereich $HbA1_c$ 6,1 %
** unterer Schwellenwert für ein Risiko bei Werten über dem Normbereich nicht bekannt
*** strengere Zielwerte notwendig bei arteriellen Gefäßkrankheiten (LD-Chol. < 100 mg/dl)
**** strengere Zielwerte günstig, besonders bei beginnender Nephropathie

Wichtig ist auch die Tatsache, dass die Therapieziele keine Schwellenwerte darstellen. Vielmehr steigt das Risiko kontinuierlich proportional zu den jeweiligen Indikatoren. Daraus ergibt sich auch, dass selbst bei relativ guten Therapieergebnissen noch Verbesserungen der Prognose erreichbar sind, sobald der Parameter noch weiter abgesenkt wird. Eine untere Grenze existiert in der Regel nicht.

3 Stufenplan der medikamentösen Therapie des Typ-2-Diabetes

Im Folgenden wird der Stufenplan zur medikamentösen Therapie des Typ-2-Diabetes gemäß der nationalen Versorgungsleitlinie in Deutschland dargestellt:

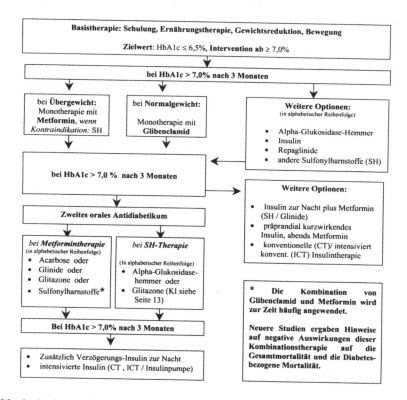

Abb. 4: Stufenplan der medikamentösen Therapie des Typ-2-Diabetes

Bei schweren Diabetesentgleisungen oder besonders schlanken Patienten ist oft schon eine vorgezogene Insulintherapie in frühen Krankheitsstadien erforderlich.

3.1 Zielwert HbA1$_c$

Es ist hier ein allgemeines Therapieziel von HbA1$_c$-Werten möglichst unter 6,5 Prozent angegeben. Wie schon im Kapitel 2 ausgeführt, kann sich dieses Therapieziel unter Würdigung der Gesamtumstände des individuellen Patienten nach oben verschieben.

Solange vom Patienten ein HbA1$_c$-Wert unter 6,5 Prozent erreicht wird, verbleibt er auf der jeweiligen Therapiestufe. Bei einem HbA1$_c$-Ergebnis zwischen 6,5 und 7 Prozent muss eine verstärkte Überwachung erfolgen bzw. die Maßnahmen der jeweiligen Therapiestufe intensiviert werden. Steigt der HbA1$_c$-Wert anhaltend über 7 Prozent, so muss die nächste Therapiestufe ergriffen werden. Generell ist eine Bestimmung der HbA1$_c$-Werte alle drei Monate empfohlen.

3.2 Zielwert postprandialer Blutzucker

Als wesentlicher Laborparameter für das Vorgehen im Stufenplan wurden die HbA1$_c$-Werte gewählt, weil für den Zusammenhang zwischen HbA1$_c$-Werten und dem Entstehen von diabetesbezogenen Spätkomplikationen die beste Evidenz besteht. In den letzten Jahren sind aber gerade für die postprandialen Blutzuckerwerte (gemessen 2 Stunden nach der Mahlzeit) überzeugende Hinweise aufgetaucht, dass diese BZ-Werte die wesentlichen Schrittmacher für das Entstehen von mikro- und makrovasculären Gefäßschäden darstellen. Daher muss in jedem Falle zusätzlich zu den HbA1$_c$-Werten auch das Blutzuckertagesprofil mit prä- und postprandialen Werten für die Therapieentscheidung mit berücksichtigt werden.

Obwohl die Nüchtern-Werte eine geringere Bedeutung im Hinblick auf die Spätschäden haben, ist auch der Kontrolle des Nüchtern-Blutzuckers große Aufmerksamkeit zu schenken: Denn ohne niedrige Nüchtern-Blutzuckerwerte sind in aller Regel auch keine akzeptablen postprandialen Blutzuckerwerte nach dem Frühstück zu erreichen. Es sei hier noch einmal auf die strengen Blutzucker-Zielwerte im Hinblick auf die postprandialen Messwerte hingewiesen (ideal unter 135 mg/dl). Allerdings muss festgestellt werden, dass der letztendliche Beweis für die Bedeutung der Nüchtern- und postprandialen Blutzuckerwerte durch eine prospektive randomisierte Interventionsstudie noch aussteht.

Gerade wenn versucht wird, sich an niedrige HbA1$_c$-Werte anzunähern, ist der Beitrag der postprandialen Blutzuckerwerte wesentlich größer als die der Nüchtern-Blutzuckerwerte. Das bedeutet, dass niedrige HbA1$_c$-Werte in aller Regel nur dann erreicht werden, wenn im Rahmen der therapeutischen Strategie auch die postprandialen BZ-Werte gezielt angegangen werden.

3.3 Kombination Glibenclamid und Metformin

Die Kombination von Glibenclamid und Metformin wird zur Zeit häufig angewendet. Einige Studien ergaben jedoch Hinweise auf negative Auswirkungen dieser Kombinationstherapie auf die Gesamtmortalität und diabetesbezogene Mortalität. Daher sollten bei Notwendigkeit einer Zweifach-Tablettenkombination möglichst so lange andere Präparate gewählt werden, bis die Zweifel an der Kombination Glibenclamid plus Metformin ausgeräumt sind.

3.4 Diabetes-Schulung

Nach der Diagnose spielt die Schulung des Patienten die entscheidende Rolle. Hier kann im Einzel- und im Gruppenunterricht den Patienten der nötige Stoff nahe gebracht werden. Es existieren eine Fülle von Modellen für Schulungskurse, wobei auch der Betreuung und Unterweisung in Apotheken eine wichtige Funktion zukommen kann. Allen derartigen Bemühungen ist gemeinsam, dass die eminent wichtigen Schulungsinhalte vermittelt werden sollen – von Arzt, Apotheker, Diabetesberaterinnen und Diätassistentinnen. Dies muss in einer möglichst einfachen und überzeugenden Form geschehen.

Die wichtigsten Unterrichtsinhalte der Diabetikerschulung sind (DIERS 2005):
• Erklärung des Wesens der Stoffwechselstörung,
• Wichtigkeit und Vorteile der Diabetesbehandlung,
• Grundlagen der Diät/Ernährung,
• Umgang mit Tabletten,
• Technik der Insulinspritze bzw. des Pens,
• Effekte und Gefahren der Insulinbehandlung,
• Wesen, Prävention und Behandlung der Hypoglykämie,
• Wesen und Prävention des diabetischen Komas,
• Fußpflege,
• Diabeteskomplikationen,
• Gesunde Lebensweise,
• Muskelarbeit/Sport,
• Sozialmedizinische Aspekte.

3.5 Blutzucker-Selbstkontrolle

Eine Anleitung zur Selbstkontrolle darf in keiner Schulung fehlen. Die Untersuchung des Harnzuckers hat angesichts der großen Bedeutung der oft nur kurzzeitigen postprandialen Blutzuckerspitzen weitgehend seine Berechtigung verloren. Die regelmäßige Bestimmung des Blutzuckers durch Selbstmessung des Patienten ist bei alleiniger Diätbehandlung in aller Regel entbehrlich.

Für die Frequenz der Blutzuckerkontrollen bei medikamentösen Therapien existieren keine verbindlichen Empfehlungen. Üblich sind aber Blutzuckerkontrollen bei Patienten, die mit oralen Antidiabetika behandelt werden, die zur Hypoglykämie führen können (Sulfonylharnstoffe, Glinide): Hier wird einmal wöchentlich bis zweiwöchentlich ein Blutzucker-Tagesprofil mit prä- und postprandialen Werten empfohlen, darüber hinaus sind sporadische Einzelmessungen bei besonderen Situationen oder Verdacht auf Unterzuckerung sinnvoll.

Die Häufigkeit der Blutzuckermessungen unter einer Insulintherapie hängt von der Art der Therapie und der Stabilität des Stoffwechsels ab. Bei einfacheren Therapien und stabilen Blutzuckerverläufen sind 2 bis 3 Blutzucker-Tagesprofile pro Woche empfohlen, außerdem sporadische Einzelmessungen nach Bedarf. Selbstverständlich kann im Einzelfall die Häufigkeit der Blutzuckermessungen bedarfsgerecht gesteigert werden.

Literatur

DIERS, K.: Diabetes mellitus Typ 1 und Typ 2, Manuale zur Pharmazeutischen Betreuung Bd. 3, 3. Aufl., Eschborn 2005

4 Ernährung und Bewegung

Eine diabetesgerechte Ernährung ist eine wichtige Grundlage jeder Therapie des Typ-2-Diabetes. Der Ausdruck »Diät« sollte heutzutage vermieden werden, weil die empfohlene Ernährung einer gesunden, kalorienreduzierten Mischkost unter Vermeidung schnell wirksamer Zucker entspricht, wie sie jedem gesundheitsbewussten Menschen empfohlen werden sollte. Außerdem bewirkt das Wort »Diät« negative Assoziationen.

Auf die vielen Einzelheiten der Ernährungstherapie kann hier nicht eingegangen werden. Grundsätzlich soll die Verteilung der Nährstoffe 50 bis 55 Prozent Kohlehydrate, 30 bis 35 Prozent Fett und 15 Prozent Eiweiß an den Gesamtkalorien betragen. Die daraus resultierende kohlenhydratreiche, fettarme und eiweißbeschränkte Kost soll sich der mediterranen Küche annähern – mit Gemüse, Obst und Teigwaren, Ölen mit einfach ungesättigten Fettsäuren (z. B. Olivenöl), sowie magerem Fleisch und Fisch als Eiweißträger.

4.1 Fette

Beim Typ-2-Diabetiker gilt es in erster Linie, auf eine bedarfsgerechte Energiezufuhr (bei den übergewichtigen Patienten zum Zweck der Gewichtsabnahme!) zu achten. Eine niedrig-kalorische Diät, häufig beginnend mit ca. 1 200 bis 1 400 Kalorien, steht also beinahe immer am Beginn der Behandlung. Nach wie vor gilt, dass eine erfolgreiche Gewichtsabnahme mit der Reduzierung des Fettgehaltes der Nahrung steht und fällt. Das wichtigste Gebot der Diabetes-Diät liegt also sicher in der Forderung, den Fettgehalt der Kost 35 Prozent der Gesamtkalorien nicht überschreiten zu lassen.

4.2 Kohlenhydrate, Zucker, Süßstoffe

Schnell wirkende Zucker, wie Haushaltszucker oder gesüßte Getränke, sollten möglichst vermieden werden. Wenn eine Vermeidung nicht möglich ist, sollten sie möglichst »verpackt« in andere, resorptionsverzögernde Nahrungsmittel vorkommen. Kleine Portionen, etwa in einem ab und zu genossenen Stück Kuchen, richten mit Sicherheit keinen großen Schaden an. Süßstoffe sind zu bevorzugen. Zuckeraustauschstoffe, wie sie in vielen so genannten diätetischen und »diabetesgerechten« Lebensmitteln enthalten sind, werden nicht empfohlen. Solche

Reformhausprodukte sind nämlich oft zu kalorienreich und können Durchfall verursachen.

Generell sollen die Kohlenhydrate komplexer Natur, d. h. schwer aufschlüsselbar und von einem hohen Gehalt an Ballaststoffen begleitet sein. Vollkornprodukte sind zu bevorzugen, weil der Blutzuckeranstieg dadurch langsamer und geringer ausfällt.

4.3 Eiweiß

Zu hoher Eiweißkonsum ist kritisch zu betrachten. Eiweiß-Spitzenbelastungen stellen für die Nieren einen Schädigungsfaktor dar und sind daher beim Vorliegen einer diabetischen Nephropathie streng kontraindiziert. Darüber hinaus sind Eiweißprodukte tierischen Ursprungs in aller Regel von einem hohen Fettgehalt begleitet.

4.4 Alkohol

Alkohol sollte nur in kleinen Mengen, wenn überhaupt, genossen werden. Es ist zu bedenken, dass nach Alkoholgenuss unerwartete Unterzuckerungen die Folge sein können. Alkohol enthält zudem erhebliche Kalorienmengen und kann dadurch Polyneuropathien verschlimmern.

4.5 Zwischenmahlzeiten

Das Gebot, viele kleine anstelle weniger großer Mahlzeiten zu verabreichen, ist in jüngster Zeit eher umstritten. Zwischenmahlzeiten sind zumindestens für medikamentös behandelte, Hypoglykämie-gefährdete Diabetiker sinnvoll. Die Gesamtkalorienzufuhr muss berücksichtigt werden, d. h. dass die Zwischenmahlzeiten in aller Regel von den Hauptmahlzeiten abgezogen werden müssen. Für viele Patienten ist das dann ausbleibende Sättigungsgefühl bei zu kleinen Hauptmahlzeiten ein Problem. Zwischenmahlzeiten können oft weggelassen werden, wenn besonders kurzwirksame Substanzen verwendet werden, z. B. kurzwirksame Insulinanaloga oder Glinide.

4.6 Körperliche Bewegung

Von allergrößter Bedeutung für die basalen Therapiemaßnahmen ist regelmäßige körperliche Bewegung. Empfohlen wird körperliche Tätigkeit mindestens 3-mal wöchentlich von jeweils mindestens 20 bis 30 Minuten Dauer im streng aeroben Bereich. Dies bedeutet, dass je nach Lebensalter und Leistungsfähigkeit in der Regel Pulswerte von 120 bis 150/min nicht überschritten werden. Studien haben gezeigt, dass der regelmäßigen körperlichen Bewegung eine ebenso große Bedeutung zukommt wie einer »Diät«.

Die Sporttauglichkeit muss gerade bei älteren Typ-2-Diabetikern streng überprüft werden, um nicht bei vorgeschädigtem Gefäßsystem durch übertriebene körperliche Tätigkeit Schaden zu stiften. Zu beurteilen sind u. a. die allgemeine Gefäßsituation (Belastungs-EKG, Blutdruck), die Neuropathie von Herz und Füßen, der Augenhintergrund, die Nierenfunktion und natürlich die metabolische Kontrolle (cave Hypoglykämien). Besonders problematisch ist die Möglichkeit akuter Herzrhythmusstörungen unter Belastung bei Patienten mit autonomer kardialer Neuropathie. Vom Stadium der präproliferativen Retinopathie an sowie bei deutlicher Mikroalbuminurie sollte die sportliche Belastung ebenfalls unbedingt eingeschränkt werden.

Nach ärztlicher Freigabe für Sport empfiehlt sich besonders die Teilnahme an speziellen Diabetiker-Bewegungsgruppen. Hier wird auf altersgerechte und diabetestaugliche Bewegungen geachtet, unter fachmännischer Anleitung die Auswirkung auf den Stoffwechsel beobachtet und es ist bei Problemsituationen und Komplikationen sofort fachmännische Hilfe vorhanden. Durch den Gruppeneffekt und die regelmäßig wiederkehrenden Termine wird die nötige Motivation für die Teilnehmer aufrecht erhalten. Nach entsprechender Ausbildung könnten auch auf diesem Gebiet Apotheker eine wichtige Rolle spielen.

5 Orale Antidiabetika

5.1 Stoffe zur Beeinflussung der Glucoseresorption

5.1.1 Guar

Wirkungsmechanismus, Wirkungen und Wirkstoffe [AMMON et al. 2000]
Guarmehl wird aus den Samen der in Indien bzw. Pakistan heimischen Büschel-
bohne *Cyamopsis tetragonoloba* L. gewonnen. Das Samenendosperm enthält ein
Galaktomannan (D-Mannose in 1.4-β-glykosidischer Bindung mit D-Galak-
tose), das bei der Magendarmpassage aufgrund seines erheblichen Wasserbin-
dungsvermögens zu einem hochviskosen Kolloid quillt

Monopräparate [Rote Liste]

Wirkstoff(e)	Handelspräparate	Darreichungsform
Guarmehl	Guar Verlan®	Granulat (abgeteilt)

- **Gastrointestinale Transitzeit**
  Guar erhöht die Viskosität des Mageninhaltes, die Magenpassagezeit kann sowohl verlängert als auch verkürzt sein.

- **Kohlenhydratresorption und -stoffwechsel**
  Durch die Auflagerung des Kolloids wird die enterale Resorptionsbarriere
  (»unstirred water layer«) verdickt, die Resorption von Kohlenhydraten und anderen Nahrungsbestandteilen wird verzögert, nicht aber vermindert ($t_{max}\uparrow$,
  $C_{max}\downarrow$, AUC $\leftrightarrow$). Zusätzlich kommt es zu einer adsorptiven Bindung von Nahrungsbestanteilen. Als Folge der verlangsamten Glucoseresorption sinken die
  postprandialen Blutzuckerspiegel, unter Dauertherapie auch die Nüchtern-
  blutzuckerspiegel (vermittelt über eine GLP-Liberation). Durch Verminderung postprandialer Blutzuckerspitzen kann auch die renale Glucoseausschei-
  dung abnehmen. Eine Guar-Dauertherapie führt zu einer Senkung der
  Insulinsekretion sowie der peripheren Insulinspiegel.

- **Lipidstoffwechsel**
Unter Dauertherapie kommt es zu einer geringfügigen Senkung der Cholesterin- und auch der Triglyceridspiegel. Es wird angenommen, dass Guar wie Colestyramin in der Lage ist, Gallensäuren zu binden und zur Ausscheidung zu bringen (De-novo-Synthese von Gallensäuren aus Cholesterin). Der Mechanismus der Senkung der Triglyceridspiegel ist nicht geklärt.

Pharmakokinetik
Guarmehl wird im Rahmen der Magendarmpassage zunächst weder resorbiert noch verstoffwechselt. Erst im Dickdarm kommt es zu einer bakteriellen Fermentation, bei der Guar in kurzkettige Fettsäuren umgebaut (je nach Galaktosegehalt zwischen 82 und 95 Prozent) und resorbiert wird.

Indikationen
Zur adiuvanten Therapie bei Patienten mit Diabetes mellitus, speziell zur Senkung postprandialer Hyperglykämie und zur Vermeidung einer Glucosurie. Zur ergänzenden Behandlung bei Hyperlipidämien.

Kontraindikationen/Warnhinweise
Überempfindlichkeit gegenüber dem Wirkstoff. Gastrointestinale Passagehindernisse (Ösophagusobstruktion, Magenentleerungsstörungen, wie Pylorus-Stenosen). Wegen der eingeschränkten Estrogenwirksamkeit nicht bei Einnahme oraler Kontrazeptiva. Vorsichtiger Einsatz bei Asthma bronchiale (UAW).
Schwangerschaft: Guar wird nicht aus dem Gastrointestinaltrakt resorbiert. Aus diesem Grund bestehen keine Anwendungsbeschränkungen bei schwangeren Diabetikerinnen.

Unerwünschte Wirkungen
Im Vordergrund stehen gastrointestinale Beschwerden wie Flatulenz, Völlegefühl, Magendrücken, Brechreiz, Durchfälle und Tenesmen. Die Beschwerden lassen vielfach spontan nach, z. T. ist eine Linderung durch Dosisreduktion möglich. Bei Diabetikern wird zur Vorbeugung von Blähungen empfohlen, nicht mehr als zwei Tagesdosen anzuwenden.
Da bei beruflicher Exposition mit Guarmehl allergische Reaktionen (allergische Rhinitis, Lippenödem) und Asthmaanfälle beschrieben wurden, sollte der Einsatz bei Asthma-Anamnese vorsichtig erfolgen.

Wechselwirkungen
Guar kann die Resorption gleichzeitig eingenommener Arzneimittel verzögern. Generell wird deswegen eine zeitversetzte Einnahme empfohlen (andere Arzneimittel 30 Minuten früher):
- *Estrogene* (Estradiol, Mestranol): Die Zuverlässigkeit oraler Kontrazeptiva wird

aufgrund der eingeschränkten Hormonresorption vermindert. Die Kombination ist zu vermeiden, andernfalls sind ergänzende kontrazeptive Methoden anzuwenden.

- *Phenoxymethylpenicillin*: Während der Antibiotikatherapie sollte die Guar-Einnahme möglichst ausgesetzt werden (Resorptionsminderung des β-Lactam-Antibiotikums: $F\downarrow$, $C_{max}\downarrow$)

Durch die verzögerte Resorption von Glucose steigt unter *Sulfonylharnstoffen und Insulin* das Hypoglykämierisiko (Blutzuckerverlauf bei Neueinstellung engmaschig überwachen).

Bei gleichzeitiger Einnahme werden die Blutalkoholspiegel um bis zu 35 Prozent gesteigert, der Mechanismus ist unklar (möglicherweise gesteigerte Ethanolresorption aufgrund der verzögerten Magen-Darm-Passage). Da Ethanol gleichzeitig die hepatische Gluconeogenese hemmt, besteht bei Diabetikern ein deutlich gesteigertes und anhaltendes Hypoglykämierisiko. Diabetiker sind auf den Sachverhalt und die bestehende Einschränkung der Verkehrstauglichkeit hinzuweisen.

Dosierung
Die Wirksamkeit hängt von der Darreichungsform ab. Guarmehl wirkt stärker viskositätssteigernd als Granulate, überzogene Formulierungen oder Tabletten.

Die Dosierung wird im Interesse der Verträglichkeit langsam einschleichend gesteigert. Bei Diabetikern gelten Dosen von 5 bis 7 g / Tag (1 Granulatbrief = 6,65 g) in der Regel als ausreichend (bei Risikofaktoren für Flatulenz bzw. positiver Anamnese erfolgte die Therapieeinleitung vorzugsweise mit einer halben Tagesdosis). Bei Unwirksamkeit kann frühestens 14 Tage nach Therapiebeginn auf 2-mal täglich 5 bis 7 g (2 Granulatbriefe) gesteigert werden. Die Maximaldosis beträgt 3-mal täglich 6,65 g. Bei diesen hohen Dosen ist jedoch mit einer sehr hohen Inzidenz von Blähungen zu rechnen.

Die Einnahme muss 30 Minuten vor einer Mahlzeit mit ca. 250 ml vorzugsweise kalter Flüssigkeit erfolgen. Warme Flüssigkeiten eignen sich nicht zur Suspendierung, da das Granulat klebrig wird.

Pädiatrische Dosierung
Bei insulinpflichtigem Diabetes mellitus im Kindesalter wurden 0,45 g/kg KG gegeben [KOEPP & HEGEWISCH 1981]. Es gibt kein geeignetes Handelspräparat.

Dosisanpassung im Alter
Bei sorgfältiger Beachtung der Gegenanzeigen ist im Alter keine Dosisanpassung notwendig.

Dosisanpassung bei eingeschränkter Organfunktion
Da der Wirkstoff nicht aus dem Gastrointestinaltrakt resorbiert wird, sind bei Leber- oder Niereninsuffizienz keine Dosisanpassungen erforderlich (Cave: Krank-

Beratungsinhalte/Pharmazeutische Betreuung
Wie bei Acarbose können detaillierte Einnahmehinweise dazu beitragen, die
Verträglichkeit der Ballaststoff-Therapie zu verbessern und damit indirekt die
Compliance zu sichern:

- **Einschleichende Aufdosierung**
  Möglichst behutsame Therapieeinleitung, ggf. mit halben Dosen.

- **Einnahmezeitpunkt und Einnahmemodalitäten**
  Einnahme mit reichlich, möglichst kaltem Wasser (auf einmal, »in einem
  Rutsch« um ein Verkleben zu vermeiden). Nüchterneinnahme.

- **Interaktionspotenzial**
  Die Patienten sind dazu anzuhalten, Guar grundsätzlich nicht gleichzeitig
  mit anderen Arzneimitteln einzunehmen. Die alkoholverstärkende Wirkung und die Implikationen für die Verkehrstauglichkeit und das Hypoglykämierisiko sind zu erläutern.

heitsbilder, die eine Restriktion der Flüssigkeitszufuhr erforderlich machen: fort-
geschrittene Nieren- bzw. Herzinsuffizienz, Aszites).

Wertende Zusammenfassung
Guar eignet sich zur adiuvanten Therapie bei Diabetes mellitus und beeinflusst
in stärkerem Maße die postprandialen Blutzuckerspiegel. Kontrollierte Studien
mit klinischen Endpunkten liegen nicht vor.

Einflüsse von Guar auf Diabetes-Risikofaktoren

Blutzuckerspiegel:	Glucose$_{pp}$: $\downarrow$. Glucose$_{nüchtern}$: ($\downarrow$)
Körpergewicht:	$\leftrightarrow$
Lipide:	Cholesterin$\downarrow$ (5 bis 15 Prozent), TG$\downarrow$ (5 bis 15 Prozent)
Gerinnungssystem:	$\leftrightarrow$

Literatur

AMMON, H. P. T., HÄRING, H. U., KELLERER, M. et al. (2000). Antidiabetika. Diabetes mellitus und Pharmakotherapie. 2. Auflage. Stuttgart: WVG

KOEPP, P. HEGEWISCH, S. (1981): Effects of guar on plasma viscosity and related
parameters in diabetic children. *Eur. J. Pediatr.* 137: 31 – 33.

5.1.2 Alpha-Glucosidasehemmstoffe: Acarbose und Miglitol

Als Folge einer Beeinträchtigung der schnellen Phase der Insulinfreisetzung kommt es bei Patienten mit gestörter Glucosetoleranz bzw. manifestem Typ-2-Diabetes zu ausgeprägten postprandialen Blutzuckerspitzen. Die postprandiale Hyperglykämie, die mit einem hohen Risiko makroangiopathischer Komplikationen einhergeht, kann zum einen diätetisch korrigiert werden (hoher Gehalt an Ballaststoffen sowie an komplexen Kohlenhydraten). Zum anderen kann die Kohlenhydratresorption auch durch Glucosidasehemmstoffe verzögert werden.

Wirkungsmechanismus, Wirkungen und Wirkstoffe

Das Pseudotetrasaccharid Acarbose ist ein kompetitiver, reversibler Hemmstoff der pankreatischen α-Amylase sowie von α-Glucosidasen im Bürstensaum der Dünndarmmukosa. Durch die Hemmung der Amylase wird der Abbau komplexer Kohlenhydrate wie der Stärke, durch die Glucosidasehemmung (Glucoamylase > Saccharase > Maltase > Isomaltase) der Abbau von Disacchariden und damit die Resorption von Glucose verzögert. Die β-Glucosidase Lactase wird durch Acarbose nicht beeinflusst.

Demgegenüber hemmt das Pseudomonosaccharid Miglitol in erster Linie die enteralen α-Glucosidasen und zusätzlich auch die β-Glucosidase Lactase (Saccharase > Glucoamylase > Isomaltase > Lactase).

Monopräparate [Rote Liste]

Wirkstoff(e)	Handelspräparate	Darreichungsform
Acarbose	Glucobay® 50/100	Tabletten
Miglitol	Diastabol® 50/100	Tabletten

- Als Folge der Glucosidasehemmung und der Verzögerung der Glucoseresorption kommt es zu einer Glättung der Glucoseprofile und einer Senkung der postprandialen Blutzuckerspitzen ($C_{max}\downarrow$, $t_{max}\uparrow$), während das Ausmaß der Glucoseresorption kaum verändert wird ($AUC\leftrightarrow$). Acarbose und Miglitol haben bei parenteraler Gabe von Glucose keinen Einfluss auf den Verlauf der Blutzuckerspiegel.

- Unter Dauertherapie senken die Glucosehemmstoffe auch in geringerem Maße die Nüchtern-Blutzuckerwerte. Dieser Wirkung liegt ein komplexerer Einfluss auf enterale Hormone zugrunde. Aufgrund des erhöhten Kohlenhydratangebotes im distalen Dünndarm kommt es zu einer Senkung der GIP-Sekretion (gastric-inhibitory-peptide = Inkretin), die Magenentleerung wird verzögert (Acarbose = Miglitol). Der unphysiologisch weit nach distal verschobene Glucosereiz führt zu einer Sekretion von GLP (glucagon-like-polypeptide) aus den L-Zellen des Dünndarms und damit indirekt zu einer vermehrten Insulinausschüttung (Acarbose > Miglitol).

- Die positiven Einflüsse auf die Blutlipide (Senkung der Nüchtern- und auch der postprandialen Triglyceride sowie des LDL/HDL-Quotienten) sind mechanistisch nur unbefriedigend geklärt. Diskutiert werden eine Interferenz mit der Resorption der Nahrungsfette bzw. indirekte Insulinwirkungen.

Pharmakokinetik
- *Acarbose* wird im Darm durch Amylasen abgebaut und nur zu weniger als 2 Prozent in unveränderter Form resorbiert. α-Amylasen spalten die terminale Glucose ab, der Metabolit zeigt noch etwa 30 Prozent Restaktivität. β-Amylasen spalten beide Glucosebausteine als Maltose ab, der verbleibende Arcoviosin-Rest zeigt keine enzymhemmende Wirkung mehr. Die Elimination erfolgt zu ca. 65 Prozent unverändert über die Faezes, in Form der Metabolite zu etwa 35 Prozent renal bzw. zu 5 Prozent biliär (F 0,5 bis 2 Prozent, t_{max} 2h, $t_{1/2\beta}$ 2h).
- *Miglitol* wird dosisabhängig nahezu vollständig resorbiert und unverändert renal eliminiert (F 100 Prozent [25 mg] bzw. 50 bis 70 Prozent [100 mg], $t_{1/2\beta}$ 2 h).

Indikationen
Glucosidasehemmstoffe eignen sich insbesondere bei Patienten mit ausgeprägten postprandialen Blutzuckerspitzen sowohl bei Übergewichtigen als auch bei Normalgewichtigen. Bei gestörter Glucosetoleranz werden die postprandialen Blutzuckerspiegel früher auffällig als die Nüchternwerte. Auch bei manifestem Diabetes korreliert die Höhe der pp-Werte mit dem Risiko makroangiopathischer Komplikationen. Mittlerweile liegen kontrollierte Studien vor, wonach Acarbose die Diabetesmanifestation bei Patienten mit gestörter Glucosetoleranz verzögert [CHIASSON et al. 2002] und das Auftreten kardiovaskulärer Komplikationen vermindert [CHIASSON et al. 2003].

• *Acarbose* ist zugelassen zur adiuvanten Therapie des Typ-2-Diabetes zusammen mit Diät und / oder oralen Antidiabetika oder Insulin sowie zur adiuvanten Therapie des Typ-1-Diabetes.

• *Miglitol* ist zugelassen zur adiuvanten Therapie bei nicht-insulinpflichtigem Diabetes mellitus, bei Patienten, die mit Diät bzw. Diät + Sulfonylharnstoff nicht befriedigend eingestellt werden können.

Kontraindikationen/Warnhinweise
• Überempfindlichkeit gegenüber den Wirkstoffen
• Alter < 18 Jahre
• Schwangerschaft / Stillzeit (mangelnde Erfahrung)
• Chronisch-entzündliche Darmerkrankungen, spastisches Colon, Ileus/Subileus, enterale Verwachsungen oder Geschwüre
• Niereninsuffizienz (Creatinin-Clearance < 25 ml/min)
• Vorsicht bei Risikofaktoren für Darmverschluss sowie bei Erkrankungen, die durch intestinale Gasansammlungen verschlimmert werden können (ROEMHELD-Syndrom, Hernien etc.)

Unerwünschte Wirkungen
Schwerwiegende Nebenwirkungen fehlen. Im Vordergrund stehen häufige und auch für die Patienten belastende *gastrointestinale Beschwerden wie Flatulenz, Meteorismus, Diarrhöen*, die durch eine Veränderung der osmotischen Verhältnisse bzw. durch ein vermehrtes Angebot von Kohlenhydraten im Dickdarm und konsekutive Gärungsprozesse ausgelöst werden. Das Auftreten dieser Nebenwirkungen wird insbesondere durch aggressive Therapieeinleitung (Inzidenz > 50 Prozent vs. < 30 Prozent unter Plazebo), durch einen hohen Gehalt an kurzkettigen Kohlenhydraten (Saccharose etc.) bzw. blähender Nahrungsbestandteile (Hülsenfrüchte, Zwiebeln) oder durch begleitende Risikofaktoren wie Aerophagie, Konsum kohlensäurehaltiger Getränke begünstigt. Zur Vermeidung einer ansonsten hohen Abbruchrate und zur Verbesserung der Compliance ist daher eine individuelle, möglichst behutsame Aufdosierung erforderlich (s. u.)

Unter Acarbose, nicht aber unter Metformin, kann es dosisabhängig zu einem *Transaminasenanstieg* kommen [ANDRADE et al. 1998, DIAZ-GUTIERREZ et al. 1998], in Einzelfällen auch zu ausgeprägter *Hepatotoxizität* auf der Basis von Überempfindlichkeitsreaktionen. Zur Sicherheit sollten die Leberenzyme in den ersten 6 bis 12 Monaten einer Acarbose-Therapie überwacht werden, insbesondere bei Patienten mit hepatotoxischer Begleitmedikation. Durch eine Beeinflussung der Eisenresorption sind unter Dauertherapie Eisenmangelanämien möglich. Der Eisen- bzw. Hämoglobingehalt sollte daher bei Risikopatienten kontrolliert werden. Selten Hautausschläge (Exantheme, Urtikaria).

Wechselwirkungen

- *Insulinotrope Antidiabetika (Metfomin < Sulfonylharnstoffe), Insulin*: Bei gleichzeitiger Gabe besteht ein erhöhtes Hypoglykämierisiko. Acarbose und Miglitol haben keinen direkten Einfluss auf die Insulinfreisetzung, verzögern aber bei einsetzender Sulfonylharnstoff- bzw. Insulinwirkung die Gucosebereitstellung. Patienten sollten in der Einstellungsphase den Blutzucker engmaschig überwachen. Eine mögliche Hypoglykämie muss mit Glucose korrigiert werden (Saccharose ist wegen der Glucosidasehemmung nicht oder erst sehr spät wirksam).
- *Guar, Quellstoffe (Flohsamenschalen etc.):* Guar und Acarbose bzw. Miglitol wirken synergistisch bei der Hemmung der Glucoseresorption (Glucose$_{pp}\downarrow\downarrow$).
- *Enzympräparate, Aktivkohle:* Die Wirkung von Acarbose, Miglitol wird bei gleichzeitiger Gabe von Enzympräparaten bzw. Aktivkohle abgeschwächt (Amylase, Pankreatin bewirken eine beschleunigte enterale Verstoffwechslung,

Beratungsinhalte/Pharmazeutische Betreuung

Die Glucosidasehemmstoffe Acarbose und Miglitol führen wegen der häufigen gastrointestinalen Nebenwirkungen zu einer ausgesprochen schlechten Compliance. Nicht selten kommt es zu Therapieabbrüchen oder zu einer stillschweigenden Dosisreduktion.

Abgabebegleitende Beratung und pharmazeutische Betreuung können gerade bei dieser Wirkstoffgruppe einen wichtigen Beitrag zur Verbesserung der Therapiesicherheit und der Compliance leisten:

- **Therapieeinleitung – »Start slow – go slow«**
  Die Bedeutung und die Vorgehensweise bei der langsamen Aufdosierung ist dem Patienten zu erläutern und bei Unklarheiten mit dem Arzt Rücksprache zu nehmen. Die Inzidenz schwerer Formen von Blähungen oder Meteorismus lässt sich hierdurch deutlich reduzieren. Demgegenüber ist es fraglich, ob eine bestehende Flatulenz durch eine Dosisreduktion wieder korrigiert werden kann. Auch die flankierenden Diätempfehlungen sollten rekapituliert werden (blähende Nahrungsbestandteile reduzieren, hohe Konzentrationen an kurzkettigen Kohlenhydraten meiden).

- **Einnahmezeitpunkt – vermeintliche Unwirksamkeit**
  Der Einnahmezeitpunkt muss präzisiert und erklärt werden. Eine vermeintliche Unwirksamkeit ist vielfach auf eine zu frühe (Enzymhemmung rasch reversibel) oder zu späte Einnahme (Resorption z. T. schon abgeschlossen) zurückzuführen.

- **Verhalten bei Hypoglykämien**
  Treten unter der Wirkung anderer Antidiabetika Hypoglykämien auf, hilft nur die Einnahme von Glucose. Der Patient muss wissen, dass Saccharosehaltige Zubereitungen keine genügend rasche Wirkung zeigen.

Aktivkohle hemmt durch Adsorption). Soweit indiziert müssen die Wirkstoffe zeitversetzt gegeben werden.

- *Digoxin:* Acarbose kann die Resorption von Digoxin vermindern. In der Einstellungsphase ist daher ggf. eine Blutspiegelkontrolle und eine Dosisanpassung des herzwirksamen Glykosids erforderlich.
- *Ranitidin:* Miglitol bewirkt bei gesunden Probanden eine Reduktion der Ranitidin-Bioverfügbarkeit um bis zu 60 Prozent. Der Mechanismus und auch die klinische Relevanz der Interaktion sind unklar. Bei bestehender Indikation für eine antisekretorische Therapie sind Protonenpumpenblocker oder andere H_2-Antihistaminika sicherer.

Dosierung

Glucosidasehemmstoffe müssen möglichst langsam einschleichend aufdosiert und der Bedarf individuell festgelegt werden, wobei Einflussfaktoren wie Blähungsrisiko sowie die Zusammensetzung der Nahrung zu berücksichtigen sind.

Durch eine allmähliche Dosisanpassung erhält der Stoffwechsel Zeit, das Enzymmuster in distalen Darmabschnitten anzupassen. Die Initialdosis beträgt 1-mal täglich 50 mg, bei positiver Anamnese oder Blähungsrisiko 1-mal täglich 25 mg (= ½ Tablette), vorzugsweise morgens. Die Dosierung wird dann in wöchentlichen Schritten auf eine Erhaltungsdosis von 3-mal 50 bzw. 3-mal 100 mg erhöht. (1-0-0 → 1-1-0 → 1-1-1). Ein möglicher Zusatznutzen der Maximaldosis von 3-mal 200 mg Acarbose ist schlecht dokumentiert.

Da die Glucosidasehemmung rasch reversibel ist, müssen Substrat und Enzymhemmstoff zeitgleich zugeführt werden. Die Einnahme soll daher mit dem ersten Bissen der Mahlzeit erfolgen.

Dosisanpassung bei eingeschränkter Organfunktion

Bei *Niereninsuffizienz* (Creatinin-Clearance < 25 mg/dl) muss die Dosierung von Miglitol reduziert werden, Acarbose ist sicherer. Miglitol wird nicht metabolisiert. Da Acarbose hauptsächlich enteral im Bürstensaumbereich verstoffwechselt wird, ist bei moderater Einschränkung der *Leberfunktion* auch bei diesem Wirkstoff keine Dosisanpassung erforderlich.

Wertende Zusammenfassung

Alphaglucosidase-Hemmstoffe haben für sich kein Hypoglykämierisiko und führen auch nicht zu einer Gewichtszunahme. Vorteilhaft ist weiterhin die gut belegte Wirkung auf die postprandiale Hyperglykämie sowie die Reduktion der Insulinresistenz. Nachteilig ist auf der anderen Seite das Fehlen von klinischen Endpunktstudien und die häufigen und bei Missachtung der Anwendungsrichtlinien auch oft therapielimitierenden gastrointestinalen Nebenwirkungen. Wegen der ausgeprägten Resorption ist Diastabol im Vergleich zu Acarbose als zweite Wahl einzustufen.

Einflüsse von Alphaglucosidase-Hemmern auf Diabetes-Risikofaktoren

Blutzuckerspiegel: Glucose$_{pp}$: ↓ . Glucose$_{nüchtern}$: (↓)
Körpergewicht: ↔
Lipide: TG↓, LDL/HDL↓
Gerinnungssystem: ↔

Literatur

ANDRADE R. J., LUCENA M., VEGA J. L. et al. (1998): Acarbose-associated hepatotoxicity. *Diabetes Care* 21(11): 2029 – 2030.

DIAZ-GUTIERREZ F. L., LADERO J. M., DIAZ-RUBIO M. (1998): Acarbose-induced acute heptatitis. *Amer. J. Gastroenterol.* 93(3): 481.

CHIASSON J. L., GOMIS R., HANEFELD M et al. (2002): Acarbose can prevent the progression of impaired glucose tolerance to type 2 diabetes mellitus: The STOP-NIDDM Trial. *Lancet* 359: 2072 – 2077.

CHIASSON J. L., JOSSE R. G., GOMIS R. et al. (2003): Acarbose treatment and the risk of cardiovascular disease and hypertension in patients with impaired glucose tolerance. *JAMA* 290(4): 496 – 494.

NEYE H. (2002): Gegen postprandiale Glucosespitzen. Glucosidasehemmstoffe. *Pharmazie in unserer Zeit* 31(3): 272 – 278.

5.2 Insulinotrope orale Antidiabetika (Insulin-Sekretagoga)

5.2.1 Sulfonylharnstoffe

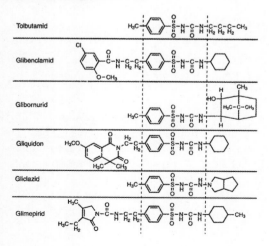

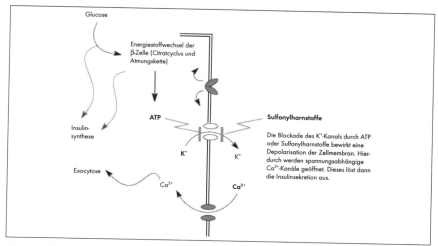

Abb. 5: Wirkungsmechanismus von Sulfonylharnstoffen [DIERS 2005]

Wirkungsmechanismus

Sulfonylharnstoffe binden an spezifische Bindungsstellen des ATP-abhängigen Kaliumkanals. Hierbei wird eine hochaffine Wechselwirkung mit der SUR-Untereinheit und eine niederaffine Wechselwirkung mit der porenbildenden Einheit KIR unterschieden. Während Tolbutamid nur die Sulfonylharnstoff-Bindungsstelle aufweist, besitzt Glibenclamid als Vertreter der langwirksamen Sulfonylharnstoffe noch eine zusätzliche Benzamido-Bindungsstelle. Von den beiden Bestandteilen des Sulfonylharnstoff-Rezeptors gibt es organspezifische Varianten, an die Arzneistoffe mit unterschiedlicher Affinität binden (Tabelle 2).

Das unterschiedliche Bindungsverhalten erklärt u. a. auch Unterschiede in der Wirkdauer und Wirkstärke:

• **Tolbutamid** (rasch einsetzende, ± kurze Wirkdauer) weist nur eine Bindungsstelle am Kaliumkanal auf und löst sich daher schneller wieder vom Ionenkanal. Mittellange Eliminationshalbwertszeit.

Tab. 2: *Rezeptorbindung verschiedener Sulfonylharnstoffe* [MARK 2002]

Ligand	β-Zelle des Pankreas KIR 6.2 / SUR 1	Myokard / Koronarien KIR 6.2 / SUR 2a
Tolbutamid	Hohe Affinität	Geringe Affinität
Glibenclamid	Hohe Affinität**	Hohe Affinität*
Glimepirid	Hohe Affinität	Geringe Affinität

* nur eine Bindungsstelle (= rasch reversibel), ** zwei Bindungsstellen (= festere Bindung)

- **Glibenclamid** (langsamer einsetzende, lang anhaltende Wirkung) hat zwei Bindungsstellen und wird daher sehr viel dauerhafter gebunden. Lange Eliminationshalbwertszeit.

- **Glimepirid** (lang anhaltende Wirkung bei geringerem Hypoglykämierisiko) bindet an distinkte Bindungsstelle, rasche Assoziation und Dissoziation vom Ionenkanal. Lange Eliminationshalbwertszeit.

Wirkungen

Bei den Sulfonylharnstoffen werden die zentral wichtigen pankreatischen und daneben auch noch mögliche extrapankreatische Wirkungen unterschieden.

- **Pankreatische Wirkungen:** Durch die Sulfonylharnstoffbindung wird die Öffnungswahrscheinlichkeit des Ionenkanals vermindert. Nach überschwelliger Depolarisation der Zelle öffnet sich der spannungsabhängige Calciumkanal, der Calciuminflux triggert schließlich über eine Reihe von Zwischenschritten die exozytotische Insulinsekretion. Weiterhin wird diskutiert, ob Sulfonylharnstoffe die Insulinfreisetzung auch direkt, d. h. nicht über eine Modifikation der Ionenfluxe und unabhängig von der Glucosekonzentration, beeinflussen.

- **Extrapankreatische Wirkungen:** Neben den insulinotropen Wirkungen, die allen Sulfonylharnstoffen gemeinsam und für die blutzuckersenkende Wirkung zentral wichtig sind, werden insbesondere im Zusammenhang mit dem Wirkstoff Glimepirid auch noch weitere Effekte, wie eine Verbesserung der hepatischen Glucoseaufnahme bzw. eine gesteigerte Insulinempfindlichkeit, postuliert. Die klinische Relevanz dieser aus In-vitro-Befunden abgeleiteten Wirkqualitäten ist umstritten.

Wirkstoffe

Die zentrale Sulfonylharnstoffgruppierung ist das gemeinsame Strukturelement aller Wirkstoffe. Carbutamid als ältester Vertreter wies mit einer Aminogruppe am Aromaten noch antibiotische Wirkungen auf. Durch Ersatz der Amino- durch eine Methylgruppe gelang die Abdifferenzierung der antibiotischen Wirkung (Tolbutamid). Durch Einführung raumerfüllender lipophiler Substitutenten am Aromaten konnte in der Folge die Wirkstärke erheblich gesteigert werden.

Die ursprünglich von PFEIFFER (1972) vorgenommene Einteilung in *Sulfonylharnstoffe der ersten Generation* (wirken wie Tolbutamid: bei i.v.-Gabe rasch einsetzende, aber kurz anhaltende Steigerung der Insulinsekretion) *bzw. der zweiten Generation* (wirken wie Glibenclamid: langsamer einsetzende, aber protrahierte Wirkung) wird heute anders definiert:

- *Sulfonylharnstoffe der 1. Generation* (Tolbutamid): wirken im Gramm-Bereich
- *Sulfonylharnstoffe der 2. Generation* (Glibenclamid etc.): wirken im Milligramm-Bereich

Tab. 3: *Sulfonylharnstoff-haltige Handelspräparate (Rote Liste 2005)*

Monopräparate		
Wirkstoff(e)	**Handelspräparate (Beispiele)**	**Darreichungsform**
Glibenclamid	Bastiverit (3,5 mg), duraglucon N (3,5 mg), Euglucon N/Semi-Euglucon N (3,5 mg/1,75 mg), Glib AbZ (1,75 mg, 3,5 mg), gliben-ct (1,75 mg, 3,5 mg), Glibenbeta (3,5 mg), Glibenclamid AL (3,5 mg), -Basics (3,5 mg), -R.A.N (1,75 mg, 3,5 mg), -Sandoz (1,75 mg, 3,5 mg), Glib-ratiopharm S (1,75 mg, 3,5 mg), Glibendoc (3,5 mg), GlibenHexal (3,5 mg), Gliben Lich (3,5 mg), Glimidstada (1,75 mg, 3,5 mg), Glucovital (1,75 mg, 3,5 mg), Humedia (3,5 mg), Maninil (1 mg, 1,75 mg, 3,5 mg, 5 mg)	Tabletten
Glibornurid	Glutril (25 mg)	Tabletten
Gliclazid	Diamicron uno (30 mg)	Tabletten mit modifizierter Freisetzung
Glimepirid	Amaryl, Glimerid (jeweils 1 mg / 2 mg / 3 mg)	Tabletten
(Glipizid)	Pro-Diaban (a. H.)	Tabletten
Gliquidon	Glurenorm (30 mg)	Tabletten
(Glisoxepid)	Glibenese (a. H.)	Tabletten
Tolbutamid	Orabet (500 mg)	Tabletten

Die Unterscheidung von *Sulfonylharnstoffen der 3. Generation* (Glimepirid) stützt sich auf die in ihrer Relevanz umstrittenen extrapankreatischen Wirkungen und das durch harte klinische Studien nicht ausreichend belegte, geringere Hypoglykämierisiko.

Pharmakokinetik

Die zumeist lipophilen Sulfonylharnstoffe sind in Wasser schlecht löslich und gehen bei basischen pH-Werten als Natriumsalz in Lösung. Nach peroraler Gabe werden sie rasch (Ausnahme Gliclazid) und nahezu vollständig resorbiert, die Bioverfügbarkeit liegt für alle Wirkstoffe zwischen 90 und 100 Prozent. Alle Sulfonylharnstoffe binden in hohem Maße an Plasmaeiweiß (in erster Linie an Al-

Tab. 4: *Pharmakokinetische Parameter von Sulfonylharnstoffen*
[mod. nach MARK 2002]

Parameter	Gliben-clamid	Glibor-nurid	Gli-clazid	Glime-pirid	Gliqui-don	Tolbu-tamid
F	Vollständig	91 – 98 %	Vollständig	Vollständig	Vollständig	85 – 100 %
t_{max}	1 – 3 h	3 – 4 h	4 – 8 h (!)	2,5 h	2 – 3 h	2 – 5 h
$t_{1/2}$	2+ 8 – 10 h	5 – 11 h	8 (w) – 11 (m) h	5 – 9 h	4 – 6 h	6 – 8 h
PEB	99 %	95 – 97 %	85 – 97 %	99,5 %	99 %	93 – 99 %
Maximale Wirksamkeit	2 – 5 h		2 h	2 – 3 h	2 – 3 h	2 – 5 h
Wirkdauer	15 h		6 h	24 h	12 – 24 h	12 – 18 h
Metabolisierung (Leber)	100 %, Metaboliten ± unwirksam	100 %, 6 inaktive Metaboliten	99 %, inaktive Metaboliten	100 %, 2 Metaboliten (1 aktiv)	100 %, inaktive Metaboliten	80 %, auch schwach aktive Met.
Renale Elimination	50 % (davon 0 %*)	60 – 72 % (0 %*)	60 – 70 % (± 0 %*)	60 % (± 0 %*)	5 % (!) (0 %*)	> 75 % (< 1 %*)
Andere Elinationswege	50 % über Faezes	23 – 33 % über Faezes	10 – 20 % über Faezes	40 % über Faezes	95 (!) % über Faezes	9 % über Faezes

(m) = männlich, (w) = weiblich, * unverändert

bumin) und sind nach Verteilung insbesondere extrazellulär anzutreffen. Deutliche Unterschiede bestehen dagegen hinsichtlich des Anteils der hepatischen Biotransformation, die zu einer Vielzahl, zum Teil noch insulinotrop wirksamer Metabolite führt. Die Elimination erfolgt in erster Linie renal. Lediglich Gliquidon wird vorwiegend biliär ausgeschieden und kann daher mit entsprechender Vorsicht bei Nierenfunktionsstörungen eingesetzt werden.

Indikationen
Sulfonylharnstoffe sind indiziert bei normalgewichtigen oder mäßig übergewichtigen Typ-2-Diabetikern (BMI < 25 – 27 kg/m²), sofern Diät und Steigerung der körperlichen Aktivität nicht zu einer Normalisierung der Stoffwechselsitua-

tion führen. Bei Vorliegen einer Kontraindikation für Metformin als First-line-Therapie eignen sich Sulfonylharnstoffe ferner bei übergewichtigen Typ-2-Diabetikern. Voraussetzung für den Einsatz ist eine intakte Inselzellfunktion oder zumindest eine sekretorische Restkapazität der β-Zellen. Bei unzureichender Wirkung können Sulfonylharnstoffe mit allen anderen Wirkstoffgruppen (ausgenommen Glinide) kombiniert werden.

Kontraindikationen / Warnhinweise
Sulfonylharnstoffe sind *kontraindiziert* bei
- Typ-1-Diabetes sowie bei diabetischem Koma, Präkoma oder Ketoazidose
- pankreatektomierten Patienten
- schweren Leber- bzw. Nierenfunktionsstörungen
  (bei strenger Indikationsstellung/Überwachung Gliquidon als Ausnahme)
- Überempfindlichkeit gegenüber dem/den Wirkstoffen, gegenüber Sulfonamiden bzw. Sulfonamid-Diuretika
- akuter Porphyrie (Tolbuamid, Gliquidon).

Vorsichtiger Einsatz bei
- Behandlung mit Sulfonamiden (Wirksteigerung möglich)
- größeren operativen Eingriffen, nach Unfällen, schweren Infekten
  (Gefahr eines Postaggressionssyndroms). Die Sulfonylharnstoffwirkung kann bei Patienten mit konsumierenden Erkrankungen, Sepsis bzw. Zustand nach Infarkt nur sehr schlecht vorhergesagt werden.
- schlechter Compliance (Nahrungszufuhr), Alkohol-Abusus
  (Hypoglykämierisiko!).

Schwangerschaft / Stillzeit
Sulfonylharnstoffe sind bei bestehender oder geplanter Schwangerschaft sowie in der Stillzeit kontraindiziert (fetotoxisch, fetale Hyperinsulinämie). Bei Vorbehandlung mit Sulfonylharnstoffen sollte auf Insulin umgestellt werden.

Unerwünschte Wirkungen
Sulfonylharnstoffe zeigen ähnliche Nebenwirkungen, jedoch variieren die Angaben zur Häufigkeit und zum Schweregrad. Insbesondere ältere Substanzen wie Carbutamid und Chlorpropamid wiesen eine besonders hohe Toxizität auf. Bei der Bewertung müssen die sehr unterschiedliche Marktrelevanz der Arzneistoffe und die dadurch bedingten z.T. begrenzten Erfahrungen berücksichtigt werden.

- **Hypoglykämie**: Hypoglykämien sind die häufigste und auch die schwerwiegendste Nebenwirkung der Wirkstoffgruppe. Hypoglykämien können nach der Einnahme aller Sulfonylharnstoffe auftreten, jedoch ist das Risiko bei den lang wirksamen und potenteren Arzneistoffen größer (Chlorpropamid! Glibenclamid! *Ausnahmen*: Glibornurid, Glimepirid). Das relative Risiko beträgt 100 für Chlorpropamid, 111 für Glibenclamid, 46 für Gliclazid und 21 für Tolbutamid [CHAN 1996]. Als disponierend gelten insbesondere hohes Alter, Leber- sowie in stärkerem Maße Nierenfunktionsstörungen, Interaktionen, Alkoholabusus bzw. -konsum, unregelmäßige/unzuverlässige Nahrungszufuhr, körperliche Aktivität sowie unterlassene Dosiskorrektur nach Gewichtsverlust (s. u.). Aufgrund der z. T. sehr langen Halbwertszeit verlaufen Hypoglykämien unter Sulfonylharnstoffen häufig protrahierter als unter Insulin. Schwere Hypoglykämien können zu irreversiblen Hirnschäden bzw. zum Tod führen (Mortalität ca. 6 bis 18 Prozent, modifiziert durch die Komorbidität), ein eintretendes Koma kann auch nach Normalisierung der Blutzuckerwerte fortbestehen. Schwere Hypoglykämien unter Sulfonylharnstoffen erfordern eine stationäre Einweisung, eine intensivmedizinische Betreuung und eine engmaschige Nachbeobachtung des Patienten für mindestens 24 Stunden (Rückfälle möglich).

Disponierende Faktoren für schwere Hypoglykämien im Alter [HIEN 1995]
- Nicht bedarfsdeckende Ernährung
- Interaktionen bei polypragmatisch therapierten Patienten (Sulfonylharnstoff-Kumulation, Verdrängung aus der PEB)
- Einschränkung der Leberfunktion (hepatische Gluconeogenese↓)
- Einschränkung der Nierenfunktion (Kumulationsrisiko)
- Spontane Gewichtsabnahme, etwa als Ausdruck eines Insulinmangels (Überdosierung bei fehlender Dosiskorrektur)

- **Gewichtszunahme:** Als insulinotrope Antidiabetika bewirken Sulfonylharnstoffe eine Gewichtszunahme (Körperfettmasse↑) und konterkarieren damit ein wesentliches Behandlungsziel bei übergewichtigen Typ-2-Diabetikern. Bei der UKPD-Studie lag die durchschnittliche Gewichtszunahme unter Glibenclamid um 1,7 kg über der der konservativ behandelten Patientengruppe, unter Chlorpropamid um 2,6 kg höher (vs. 4,0 kg unter Insulin) [UKPDS 1998].

- **Allergische Reaktionen:** Aufgrund ihrer strukturellen Verwandtschaft mit Sulfonamiden können Sulfonylharnstoffe als seltene Nebenwirkung Allergien auslösen, die sich insbesondere in Hautreaktionen aller Schweregrade äußern (unter Glibenclamid bei bis zu 1,5 Prozent der Patienten: Urtikaria, Erytheme, Pruritus, makulo-papulöse Ausschläge, Pemphigus, sehr selten Phototoxizität, Einzelfälle von exfoliativer Dermatitis). Hautreaktionen sind meist vorübergehend, selbstlimitierend und erfordern nur bei schwereren Fällen ein Absetzen. Kreuzreaktionen mit Sulfonamiden, Diuretika, Thiamazol, Probenecid (a. H.) sind möglich.

- **Disulfiram-artige Wirkungen** (Kopfschmerz, Flush, Herzpalpitationen, Atemnot, Diarrhö, Nausea) treten bei etwa 33 Prozent der mit Chlorpropamid behandelten Patienten auf und sind unter Tolbutamid mit bis zu 5 Prozent deutlich seltener. Bei den übrigen Sulfonylharnstoffen (Glibenclamid, Glipizid, Gliquidon, Glisoxepid) nur in Einzelfällen. Zur Sicherheit sollte unter Sulfonylharnstoffen die Einnahme auch kleiner Alkoholmengen gemieden werden [KODA-KIMBLE 1992].

- **Hypothyreose**: Sulfonamide können die Schilddrüsenhormonsynthese drosseln (Carbutamid! a. H.). Entsprechende Nebenwirkungen wurden neben Carbutamid und Chlorpropamid (a. H.) auch für Tolbutamid dokumentiert (üblicherweise erst nach längerfristiger Dauertherapie: Gewichtszunahme, Kälteintoleranz, Heiserkeit, Schwäche, Hautveränderungen. Vermutet wird eine Interaktion mit der Iodbindung in der Schilddrüse).

- **Hämatologische Nebenwirkungen**: Sehr selten Blutbilddyskrasien wie Thrombopenien (Chlorpropamid, Glimepirid, Tolbutamid), Agranulozytosen (Carbutamid, Chlorpropamid, Tolbutamid), Leukopenien (Chlorpropamid), Thrombopenien.

- **Hepatische Nebenwirkungen**: Selten passagerer Anstieg von Leberenzymen, sehr selten Fälle von cholestatischem Ikterus bzw. Hepatitis.

- **Niere und Urogenitaltrakt**: Sulfonylharnstoffe wirken wie Sulfonamide schwach urikosurisch und können im Rahmen der vermehrten Harnsäureausscheidung das Risiko einer Bildung von Harnsäurekonkrementen (Urolithiasis) steigern. Im Gegensatz zu Chlorpropamid, das eine ausgeprägte antidiuretische Wirkung zeigt, bzw. Tolbutamid, Carbutamid, die eine Oligurie verursachen können, beeinträchtigen Glibenclamid und Glibornurid die Nierenfunktion nicht.

- **Kardiale Risiken**: Ein kardiales Risiko von Sulfonylharnstoffen wird seit der UGDP-Studie [MEINERT et al. 1970] diskutiert, die für Tolbutamid ein erhöhtes Infarktrisiko belegte. Das Ergebnis ist umstritten, zumal die Bindungsdaten im Falle von Tolbutamid gegen ein kardiales Risiko sprechen (vgl. Wirkungsmechanismus) und Folgestudien zu widersprüchlichen Ergebnissen geführt haben. Bei der UKPD-Studie waren Chlorpropamid und Glibenclamid nicht auffällig, allerdings waren hier KHK-Patienten ausgeschlossen. Ein Verschluss myokardialer bzw. koronarer Kaliumkanäle könnte infolge des durch die Depolarisation getriggerten Calciumioneneinstroms zu einer gesteigerten Kontraktilität (Sauerstoffbedarf↑, koronares Sauerstoffangebot↓) führen. Bis zum schlüssigen Beweis des Gegenteils sollte die Indikation für einen Sulfonylharnstoffeinsatz bei Patienten mit manifester KHK streng gestellt werden.

Die Sicherheit der Kombination von Glibenclamid und Metformin, die bei der UKPD-Studie zu einer Übersterblichkeit führte (Diabetes-Mortalität 9,7 Prozent vs. 5 Prozent unter Sulfonylharnstoff allein, Gesamtmortalität 17,5 Prozent vs. 11,5 Prozent), kann derzeit nicht abschließend bewertet werden. Möglich ist, dass das Studiendesign zu einer Verzerrung geführt hat, da nur solche Patienten auf die Kombination eingestellt wurden, bei denen eine Monotherapie nicht zu einer befriedigenden Stoffwechselkontrolle führte.

Wechselwirkungen
Ansatzpunkte für pharmakokinetische Interaktionen sind bei den Sulfonylharnstoffen insbesondere die hepatische Biotransformation sowie die ausgeprägte Plasmaeiweißbindung. Die Relevanz möglicher Wechselwirkungen wird auch noch durch die Wirkstärke und die Wirkdauer sowie das Patientenalter beeinflusst (Glibenclamid vs. Tolbutamid).

• **Verdrängung aus der Plasmaeiweißbindung**: Im Gegensatz zu den neueren Sulfonylharnstoffen wird Tolbutamid hauptsächlich. durch ionische Wechselwirkungen an Plasmaalbumin gebunden. Das Risiko einer Verdrängung aus der Plasmaeiweißbindung und vermehrter Hypoglykämien durch Erhöhung des freien Anteils ist bei Tolbutamid ausgeprägter als etwa bei Glibenclamid. Bei konkomitantem Einsatz muss der Blutzuckerspiegel engmaschiger überwacht werden (im Fall von Phenytoin werden die Phenytoinspiegel durch Tolbutamid erhöht).

Tab. 5: *Interaktionen mit Sulfonylharnstoffen durch Verdrängung aus der Plasmaeiweißbindung* [mod. nach MARK 2002]

Interaktion mit	Glibenclamid	Gliclazid	Tolbutamid
Acetylsalicylsäure (ab Tagesdosen > 3 g)	+		++
Sulfonamide	+	+	+
Clarithromycin	+		
Gemfibrozil	+		+
Phenytoin (erhöhte Phenytoinspiegel!)			+

• **Beeinflussung der hepatischen Biotransformation**: Sulfonylharnstoffe unterliegen einem ausgeprägten hepatischen Stoffwechsel, der hauptsächlich durch Cytochrom CYP 2C9 kontrolliert wird. Inhibitoren von CYP 2C9 (z. B. Fluconazol) können die Metabolisierung der Sulfonylharnstoffe drosseln und so das Hypoglykämierisiko erhöhen. 2C9-Induktoren (z. B. Rifampicin) können umgekehrt die blutzuckersenkende Wirkung abschwächen (bei Rauchern kann durch die enzyminduzierende Wirkung die Blutzuckerkontrolle eingeschränkt sein). Theroretisch sind auch Interaktionen mit weiteren CYP 2C9-Substraten (z. B. NSAR) denkbar.

- **Cimetidin** hemmt bei gleichzeitiger Gabe die Biotransformation von Glibenclamid, Gliclazid, Glipizid und Tolbutamid und steigert deren Blutspiegel um 20–30 Prozent [KUBACKA et al. 1987]. Das Risiko ist geringer bei Ranitidin (Glipizid).
- **Azol-Antimykotika und Gerinnungshemmer: Voriconazol** hemmt den Abbau von Glibenclamid, Glipizid und Tolbutamid. Der Abbau von Tolbutamid wird auch durch **Ketoconazol, Fluconazol** bzw. **Miconazol** gehemmt, der von Glimepirid durch **Miconazol**). Entsprechende Interaktionen sind weiterhin für **Clopidogrel** bzw. **Dicoumarol** und Tolbutamid belegt.
- **NSAR:** Uneinheitlich sind die Literaturangaben zu möglichen Wechselwirkungen mit NSAR. **Phenylbutazon** und **Oxyphenbutazon** wirken als Enzyminhibitoren und konkurrieren zusätzlich um die Plasmaeiweißbindung. Für die überwiegende Mehrzahl der NSAR sind jedoch in therapeutischer Dosierung keine relevanten Wechselwirkungen zu erwarten.

• **Sonstige Wechselwirkungen:** Einer Reihe weiterer Interaktionen liegen unterschiedliche, z. T. ungeklärte Mechanismen zugrunde.
- **Fluorchinolone** (Ciprofloxacin, Gatifloxacin) können bei gleichzeitiger Gabe zu schwerwiegenden Hypoglykämien führen, Todesfälle sind beschrieben worden (belegt für praktisch alle Sulfonylharnstoffe). Z. T. sind aber auch gegenteilige Effekte dokumentiert worden (Moxifloxacin senkt die AUC von Glimepirid). Bei bestehender Indikation sollen die Blutzuckerspiegel engmaschig kontrolliert werden.
- **Thiazid-Diuretika** können die Wirksamkeit von Sulfonylharnstoffen abschwächen (beschrieben für Tolbutamid, Glipizid bzw. Glibenclamid). Diskutiert wird ein diabetogener Effekt (Insulin-Empfindlichkeit ↓).
- **MAO-Hemmer** steigern die Insulinsekretion und erhöhen im Zusammenwirken mit den meisten Sulfonylharnstoffen das Hypoglykämierisiko.
- In einer offenen Probandenstudie führte die Einnahme von **Johanniskraut** bei mehr als 50 Prozent der mit Tolbutamid behandelten Probanden zu Hypoglykämien. Veränderungen der pharmakokinetischen Parameter waren nicht nachzuweisen [Wang et al. 2001]. Die Übertragbarkeit auf andere Sulfonylharnstoffe und die klinische Relevanz ist unklar. Zur Sicherheit wird eine regelmäßigere Blutzuckerkontrolle empfohlen.
- Magnesiumhaltige **Antazida** können die Resorption von Glibenclamid und Glipizid steigern. **Acarbose** und **Guar** verlangsamen die Glucosebereitstellung (in allen Fällen: Hypoglykämierisiko ↑).

– **Einflüsse auf andere Pharmaka**: Glibenclamid und Glipizid können durch Hemmung von Cytochrom 3A4 die **Ciclosporin**spiegel um über 50 Prozent anheben. Die Phototoxizität von **Porfimer** wird durch Tolbutamid, die gerinnungshemmende Wirkung von **Warfarin** durch Glibenclamid gesteigert (Blutungsrisiko).

- **Interaktionen mit Nahrungsmitteln**: Die Kombination von Sulfonylharnstoffen mit **Alkohol** kann zu schwerwiegenden und anhaltenden Unterzuckerungen führen, die Verkehrstauglichkeit ist deutlich und dauerhaft eingeschränkt (u. a. Hemmung der hepatischen Gluconeogenese, Verzögerung der Kohlenhydratresorption). Disulfiram-artige Reaktionen sind möglich (s. o.). Sulfonylharnstoff-Patienten sind über die Risiken der für Antidiabetika besonders problematischen Kombination aufzuklären und dazu anzuhalten, wenn überhaupt allenfalls kleine Alkoholmengen und auch diese nur zu den Mahlzeiten zu konsumieren.

Dosierung

Die Dosierung der Sulfonylharnstoffe erfolgt stets individuell unter sorgfältiger Beachtung der Stoffwechselsituation, des Patientenalters sowie möglicher Einschränkungen der Funktion der Eliminationsorgane. Bei Gewichtsreduktion bzw. bei dauerhafter Steigerung der körperlichen Aktivität muss die Dosis nach unten korrigiert werden. Die Gabe wird langsam einschleichend begonnen und bei unzureichender Wirkung vorsichtig bis zu den Richtdosen gesteigert. Bei unzureichender Wirkung ist eine Ausschöpfung der Maximaldosen normalerweise weniger zielführend als eine Kombination mit anderen Wirkprinzipien (Metformin, Alpha-Glucosidasehemmstoffe, Insulin-Sensitizer, Insulin). Bei Überdosierung drohen vermehrte Nebenwirkungen (Hypoglykämien) sowie eine Erschöpfung der stimulierbaren Insulinsekretion [SCHERBAUM & LANDGRAF].

- **Glibenclamid**: Initial 1,75 – 3,5 mg, maximal 10,5 mg/die (bis 7 mg 1-mal morgens vor dem Frühstück). Der Nutzen von höheren Dosen als 7 mg ist unzureichend belegt, die abendliche Gabe steigert das Risiko nächtlicher Hypoglykämien.
- **Glibornurid**: Initial 12,5 mg, maximal 75 mg/die (bis zu 50 mg morgens, bei höheren Dosen der Rest abends).
- **Gliclazid**: Initial 40 mg, maximal 240 mg (bis > 160 mg 1-mal morgens, höhere Dosen auf zwei Gaben verteilen, davon die größere Menge morgens).
- **Glimepirid**: Initial 1 mg, maximal 6 mg (gesamte Tagesdosis morgens).
- **Gliquidon**: Initial 15 mg, maximal 20 mg (ab > 30 mg auf morgens und abends aufteilen, morgens mehr, maximale Einzeldosis 60 mg).
- **Tolbutamid**: Initial 500 – 1000 mg, maximal 2 g/die (ab 1,5 g Tagesdosis aufteilen, zwei Drittel morgens).

Pädiatrische Dosierung

Sulfonylharnstoffe sind im Hinblick auf die schlechte Verträglichkeit nicht indiziert.

Dosisanpassung im Alter

Wegen des deutlichen Hypoglykämierisikos sollte Glibenclamid im Alter zurückhaltend dosiert und der Verlauf des Körpergewichts engmaschig kontrolliert werden (Dosisreduktion bei Gewichtsabnahme).

Dosisanpassung bei eingeschränkter Organfunktion

- Bei **Leberinsuffizienz** ist das Hypoglykämierisiko generell gesteigert (Gluconeogenese↓ Glykogenbildung↓). Bei den meisten Sulfonylharnstoffen besteht zusätzlich ein Kumulationsrisiko (Ausnahmen: Carbutamid, Chlorpropamid, Glisoxepid werden unverändert renal ausgeschieden). Eine Dosisanpassung ist daher sinnvoll.
- **Niereninsuffizienz**: Die Mehrzahl der Wirkstoffe wird in Form unwirksamer bzw. schwach wirksamer Metabite renal eminiert (Ausnahmen Carbutamid, Chlorpropamid, Glisoxepid). Theroretisch ist damit nicht automatisch eine Do-

Beratungsinhalte/Pharmazeutische Betreuung

Wesentliche Inhalte der abgabebegleitenden Beratung und Betreuung sind:
- **Einnahmemodalitäten**: 15 – 30 Minuten vor dem Essen mit Flüssigkeit. Nach der Einnahme dürfen die Mahlzeiten nicht weggelassen oder deutlich verschoben werden.

- **Arzneimittelsicherheit (Hypoglykämierisiko)**: Das größte von der Wirkstoffgruppe ausgehende Risiko sind schwere und anhaltende Hypoglykämien. Die einschlägigen Patientenkenntnisse sollten daher überprüft und Schulungsinhalte (Auslöser, Erkennung und Behandlung von Hypoglykämien, Verkehrstauglichkeit, Alkohol) regelmäßig rekapituliert werden. Im Interesse einer wirkungsvollen Prophylaxe sind die Patienten dazu anzuhalten, jede aufgetretene Akutkomplikation zu protokollieren und mögliche Ursachen retrospektiv zu analysieren (mit dem Arzt oder Apotheker). Der Arzt sollte angesprochen werden, wenn Faktoren eingetreten sind, die eine Dosisanpassung notwendig machen (Gewichtsreduktion, Organfunktion, potenzielle Interaktionen).

- **Arzneimittelsicherheit (Interaktionen)**: Besondere Aufmerksamkeit verdient in diesem Zusammenhang auch das Interaktionspotential der Sulfonylharnstoffe (OTC-Präparate (!): ASS hochdosiert, Antazida). Jedes neu verordnete bzw. im Rahmen der Selbstmedikation zusätzlich angewandte Präparat muss auf mögliche Wechselwirkungen überprüft werden.

sisreduktion angezeigt [AMMON et al. 2000]. Da bei Niereninsuffizienz aber auch die Insulinclearance und die Glucose-Homöostase beinträchtigt ist, sollten Sulfonylharnstoffe bei stark eingeschränkter Nierenfunktion nicht oder nur bei strenger Indikation gegeben werden (Blutzucker engmaschig kontrollieren!).

Wertende Zusammenfassung

Vorteilhaft ist, dass im Falle von Glibenclamid bzw. Tolbutamid das Risikopotenzial aufgrund langjähriger Erfahrungen gut eingeschätzt und damit bei entsprechender Schulung Risiken vermieden werden können. Für Glibenclamid liegen valide Therapiestudien mit klinischen Endpunkten vor.

Nachteilig ist einmal der unphysiologische Wirkansatz, der die Wirkstoffgruppe bei hyperinsulinämischen, übergewichtigen Typ-2-Diabetikern zur 2. Wahl macht. Ferner die Gewichtzunahme und die in der Praxis nicht seltenen, schweren Hypoglykämien.

Einflüsse der Sulfonylharnstoffe auf Diabetes-Risikofaktoren	
Blutzuckerspiegel	Glucose$_{pp}$: ↓. Glucose$_{nüchtern}$: ↓. HbA1$_c$: ↓.
Körpergewicht	↑
Lipide	TG ↔ Chol. ↔

Literatur

CHAN, J. C. N., COCKRAM, C. S., CRITCHLEY, J. A. J. H. (1996): Drug-induced disorders of glucose metabolism: mechanisms and management. *Drug Safety* 15: 135–157

DIERS, K. (2005): Diabetes mellitus Typ 1 und Typ 2. Manuale zur Pharmazeutischen Betreuung, Bd. 3, 3. Aufl. Eschborn

HIEN, P. (1995): Diabetes-Handbuch. Berlin, Heidelberg: Springer.

KODA-KIMBLE, M. A. (1992): Diabetes mellitus. In: KODA-KIMBLE, M. A., YOUNG, L. Y. (eds.): Applied therapeutics. The clinical use of drugs. 5th ed. Vancouver: Applied Therapeutics.

MEINERT, C. L., KNATTERUD, G. L., PROUT, T. E. et al. (1970): A study of the effects of hypoglycaemic agents on vascular complications in patients with late-onset adult diabetes. II. Mortality results. *Diabetes* 19 (Suppl.2): 789–830.

MARK, M. (2002): Vom Chemotherapeutikum zum Antidiabetikum. Sulfonylharnstoffe und Glinide. *Pharmazie in unserer Zeit* 31: 252–262

SCHERBAUM, W. A., LANDGRAF, R. (Hrsg.): Evidenzbasierte Leitlinie DDG – Antihyperglykämische Therapie des Diabetes mellitus Typ 2 (ohne Jahr).

UKPDS: ANON (1998): Intensive blood-glucose control with sulfonylureas or insulin compared with conventional treatment and risk of complications in patients with type 2 diabetes. (UKPDS 33). *Lancet* 352: 837–853.

WANG Z., GORSKI J. C., HAMMAN M. A. et al. (2001): The effects of St. John's Wort *(Hypericum perforatum)* on human cytochrome activity. *Clin. Pharmacol. Ther.* 70(4): 317–326.

5.2.2 Prandiale Glucoseregulatoren (Glinide)
Wirkungsmechanismus, Wirkungen und Wirkstoffe

Rapaglinide   Nateglinid

Monopräparate

Wirkstoff(e)	Handelspräparate	Darreichungsform
Nateglinid	Starlix® 60/120	Tabletten
Repaglinide	Novonorm® 0,5/1/2 mg	Tabletten

Glinide interagieren an einer von den Sulfonylharnstoffen abweichenden Bindungsstelle mit dem ATP-abhängigen Kaliumkanal. Wie Sulfonylharnstoffe senken sie die Öffnungswahrscheinlichkeit des Ionenkanals und bewirken nach überschwelliger Depolarisation die Öffnung eines spannungsabhängigen Calciumkanals. Der Calcium-Influx schließlich triggert über mehrere Zwischenschritte die exozytotische Insulinsekretion.

Im Gegensatz zu Sulfonylharnstoffen ist die Assoziations- und auch die Dissoziationsgeschwindigkeit der Wirkstoffbindung an den Kaliumkanal erhöht, was sowohl den rascheren Wirkungseintritt und – zusammen mit der kurzen Halbwertszeit – die nur kurz anhaltende, besser steuerbare Wirkung erklärt. Die für Sulfonylharnstoffe diskutierte direkte Beeinflussung der Insulinsekretion (unabhängig von der Glucosekonzentration, unabhängig von den Ionenfluxen) konnte für Glinide nicht nachgewiesen werden.

Glinide binden auch an die kardialen Kaliumkanäle, jedoch mit geringerer Affinität als etwa Glibenclamid.

Blutzuckersenkungen durch Glinide betreffen in deutlich stärkerem Maße die postprandialen Werte. Bei nicht antidiabetisch vorbehandelten Patienten senkt Repaglinid den HbA1$_c$ ähnlich stark wie Glibenclamid (im Durchschnitt um 1,7 Prozent, umso deutlicher je höher der Ausgangswert [MARBURY et al. 1999]. Vergleichbare Daten wurden auch für Glimepirid erhoben [DEROSA et al. 2003]. Repaglinid steigert die postprandiale Insulinsekretion in den ersten vier Stunden in einem ähnlichen Ausmaß wie Glibenclamid bzw. Glipizid, zeigt aber eine ausgeprägtere Wirkung auf die frühe Phase der Insulinsekretion [COZMA et al. 2002].

Bei Probanden tritt die hypoglykämische bzw. insulin-sekretionssteigernde Wirkung von Nateglinid etwas schneller ein und hält kürzer an. Direkte Vergleichsstudien bei Patienten liegen nur für die Kombination mit Metformin [RASKIN 2003], nicht aber für eine Glinid-Monotherapie vor.

Pharmakokinetik

Der Wirkungseintritt von Repaglinid erfolgt nach 30 Minuten, die blutzuckersenkende Wirkung hält weniger als 4 Stunden an. Repaglinid wird in der Leber nahezu vollständig (beteiligt insbesondere Cytochrom CYP 3A4, CYP 2C8) zu durchweg unwirksamen Metaboliten abgebaut, die überwiegend biliär / über die Faezes eliminiert werden.

Die Wirkung von Nateglinid setzt nach ca. 15 bis 20 Minuten ein und hält ca. 4h an. Maximale Plasmaspiegel werden nach 0,5 bis 2 Stunden gemessen (bei Nüchterngabe $t_{max} \downarrow$ AUC $\leftrightarrow$). Nateglinid wird in der Leber oxidativ verstoffwechselt (über CYP 3A4 und CYP 2C9), die Metaboliten weisen zum Teil noch bis zu 20 Prozent der blutzuckersenkenden Wirkung der Ausgangsverbindung auf. Die Elimination erfolgt in erster Linie renal in Form der Metaboliten (Nierenfunktion?).

Tab. 6: Pharmakokinetik prandialer Glucoseregulatoren [mod. nach MARK 2002]

	F	$t_{\frac{1}{2}}$	PEB	Wirkbeginn	Elimination
Repaglinid	63 %	1,1 h	98 %	0,5 h	Zu 98 % als unwirksame Metaboliten (8 % renal, 90 % Faezes)
Nateglinid	73 %	1,5 h (1,25 bis 2,9 h)	98 %	0,3 h	Zu 84 % als z. T. noch wirksame Metaboliten (83 % renal, 10 % Faezes)

Indikationen

Repaglinid ist bei Typ-2-Diabetikern allein oder in Kombination mit Metformin angezeigt, wenn der Stoffwechsel durch Ernährungsumstellung bzw. Bewegungstherapie nicht befriedigend korrigiert werden kann, Nateglinid nur dann, wenn bei Typ-2-Diabetikern die Stoffwechselkontrolle durch eine maximal tolerierte Metformin-Dosierung nicht ausreichend eingestellt werden kann (nur in Kombination mit Metformin) [SCHERBAUM & LANDGRAF]. Weder der Zulassungstext noch die evidenzbasierte Leitlinie stellen einen Zusammenhang mit dem Körpergewicht des Diabetikers her. Wie Sulfonylharnstoffe sollten die insulinotrop wirkenden Glinide vorzugsweise bei normalgewichtigen Patienten eingesetzt werden.

Kontraindikationen/Warnhinweise

Nateglinid und Repaglinid sind kontraindiziert bei Typ-1-Diabetes, diabetischer Ketoazidose, bei C-Peptid-negativem Typ-2-Diabetes, bei schwerer Lebererkrankung sowie bei Überempfindlichkeit gegenüber den Wirkstoffen. Ein Absetzen muss erwogen werden, wenn in besonderen Stress-Situationen (OP, Infekte, Fieber, Traumen etc.) die Blutzuckerkontrolle verloren geht.

Repaglinid darf nicht bei Kindern unter 12 Jahren gegeben werden. Sein Einsatz muss bei Jugendlichen bzw. bei Patienten > 75 Jahren vorsichtig erfolgen.

Nateglinid darf nicht als Monotherapie und nicht bei Kindern und Jugendlichen unter 18 Jahren gegeben werden. Vorsicht ist bei Hypoglykämie-gefährdeten Patienten (hohes Alter, Nebenniereninsuffizienz etc.) sowie bei ausgeprägter Niereninsuffizienz (Dosisanpassung) geboten.

Schwangerschaft und Stillzeit: Beide Wirkstoffe sind in Schwangerschaft und Stillzeit kontraindiziert (keine ausreichenden Erfahrungen und keine kontrollierten Studien, die die Sicherheit belegen; keine Informationen über die Milchgängigkeit).

Unerwünschte Wirkungen

Die wichtigste Nebenwirkung der Glinide sind **Hypoglykämien**, die meist 2 bis 4 Stunden nach den Mahlzeiten auftreten. Im Hinblick auf die kurze Halbwertszeit ist insbesondere mit einem geringeren Schweregrad von Hypoglykämie-Episoden als unter potenten Sulfonylharnstoffen wie Glibenclamid und auch mit weniger nächtlichen Unterzuckerungen zu rechnen, auch wenn die bislang publizierten Langzeitstudien keine eindeutige Reduktion des Hypoglykämierisikos belegen [LANDGRAF 1999, MARBURY et al. 1999, HANEFELD et al. 2000]. Direkte Vergleichsuntersuchungen zwischen Nateglinid und Repaglinid liegen nicht vor.

Wie bei anderen insulinotropen Antidiabetika ist unter Repaglinid und Nateglinid auch mit einer **Gewichtszunahme** zu rechnen. Diese sollte im Hinblick auf die kurze Halbwertszeit schwächer ausfallen als unter Insulin bzw. Sulfonylharnstoffen. Direkte Vergleichszahlen (Glinide, Glinide vs. Sulfonylharnstoffe) fehlen.

Die für Sulfonylharnstoff diskutierte, mögliche (!) Steigerung des **kardiovaskulären Risikos** kann auch für Glinide derzeit nicht bewertet werden. Nateglinid hat wie Sulfonylharnstoffe eine etwas höhere Affinität zu den pankreatischen Varianten der Sulfonylharnstoffbindungsstelle SUR1 (vs. SUR2A/2B im Myokard bzw. in den Koronargefäßen). Auch die Sicherheit der im Falle von Nateglinid obligaten Kombination mit Metformin, die für Glibenclamid bei der UKPD-Studie auffällig war, kann noch nicht beurteilt werden [SCHERBAUM & LANDGRAF].

Bei beiden Wirkstoffen in seltenen Fällen allergische Reaktionen. Repaglinid kann zu gastrointestinalen Nebenwirkungen (Übelkeit, Durchfälle > Verstopfung, dyspeptische Beschwerden) führen, die Inzidenz liegt aber auf Plazebo niveau. Auch Nateglinid, das nur zusammen mit Metformin eingesetzt wird, führt bei Patienten häufig zu gastrointestinalen Beschwerden, die Häufigkeit entspricht aber der unter einer Metformin-Monotherapie (kausale Differenzierung schwierig). In seltenen Fällen Anstieg der Leberenzyme.

Wechselwirkungen

Insbesondere der hepatische Stoffwechsel der Glinide bietet einen Ansatzpunkt für Wechselwirkungen, wobei klinisch relevante Interaktionen hauptsächlich für Repaglinid beschrieben wurden. Im Hinblick auf die beteiligten Leberenzyme (CYP 3A4, CYP 2C8) unterscheiden sich die potenziellen Interaktionspartner von den Sulfonylharnstoffen (insbesondere CYP 2C9).

- **Repaglinid + Gemfibrozil**: Gemfibrozil hemmt die Verstoffwechslung über CYP 2C8 und steigert bei gesunden Probanden die AUC um das 8,1fache und verlängert die Halbwertszeit von 1,3 auf 3,7 Stunden. Es besteht Kumulationsgefahr und ein erhöhtes Risiko von Hypoglykämien. Soweit die Kombination nicht vermieden werden kann, muss der Blutzucker engmaschig überwacht werden [NIEMI et al. 2003]
- **Repaglinid + Itraconazol**: Itraconazol hemmt den Repaglinid-Abbau über CYP 3A4 und führt zu einer Steigerung der AUC um das 1,4fache. Wird **Itraconazol zusammen mit Gemfibrozil** gegeben, nimmt die AUC um das 19,4-fache zu, die Halbwertszeit steigt auf über 6 Stunden [NIEMI et al. 2003]. Die gleichzeitige Gabe von Hemmstoffen von CYP 3A4 (Ketoconazol, Miconazol; Makrolidantibiotika wie Erythromycin, Josamycin etc.) erfordert bei Repaglinid-behandelten Patienten eine sorgfältige Überwachung, auch wenn hierzu meist nur In-vitro-Daten vorliegen.
- **Repaglinid + Rifampicin**: Rifampicin wirkt wie Johanniskraut als Induktor von Cytochrom CYP 3A4. Bei gesunden Probanden kommt es aufgrund der rascheren Metabolisierung von Repaglinid zu einer Abnahme der AUC um bis zu 57 Prozent und der C_{max}-Werte um 41 Prozent [NIEMI et al. 2000]. Bei Repaglinid-Patienten muss die Dosierung bei Aufnahme bzw. Absetzen einer Ri-

fampicin-Behandlung angepasst werden. Ebenfalls als CYP 3A4-Induktoren wirken Carbamazepin und Phenytoin.

Dosierung

Die Dosierung von Gliniden wird langsam einschleichend gesteigert, insbesondere bei Hypoglykämie-Risiko. Bei Repaglinid wird initial 0,5 mg gegeben und bei unbefriedigender Wirkung auf eine maximale Einzeldosis von 4 mg bzw. eine maximale Tagesdosis von 16 mg erhöht. Die Anfangsdosis von Nateglinid beträgt 3 mal täglich 60 mg, bei unzureichender Wirkung können bis zu maximal 3-mal täglich 180 mg gegeben werden.

Wegen der rasch einsetzenden und der vergleichsweise kurz anhaltenden Wirkung beeinflussen Glinide insbesondere die postprandialen Blutzuckeranstiege. Die Gabe sollte vor den Hauptmahlzeiten erfolgen.

Pädiatrische Dosierung: Repaglinid darf im Gegensatz zu Nateglinid in begründeten Ausnahmefällen bei älteren Jugendlichen gegeben werden. (Indikation? Eine sehr frühe Manifestation eines Typ-2-Diabetes ist in dieser Altersgruppe nur bei erworbener Insulinresistenz, d. h. nur bei massiver Adipositas, zu erwarten. In diesem Fall sind insulinotrope Antidiabetika fernere Wahl.)

Dosisanpassung im Alter: Ohne Vorliegen deutlicher Einschränkungen der Eliminationsorgane kann die übliche Erwachsenendosierung gegeben werden (Cave: Hohes Alter als unabhängiger Hypoglykämie-Risikofaktor).

Beratungsinhalte/Pharmazeutische Betreuung

Wie bei den Sulfonylharnstoffen sind auch bei den Gliniden insbesondere Sicherheitsaspekte sowie die korrekte Einnahme anzusprechen. Im Hinblick auf die kürzere Halbwertszeit bereitet die Wirkstoffgruppe jedoch weniger Probleme bei der Patientenführung:

Dosierung: Einnahme vor dem Essen, Hauptmahlzeiten nach Einnahme nicht weglassen oder zeitlich stark verschieben. Umgekehrt kann die Medikation unterbleiben, wenn der Patient eine Mahlzeit ausfallen lassen will (Liberalisierung des Diätregimes).

Hypoglykämien: Die Patientenkenntnisse zur Erkennung, Behandlung und Vermeidung von Hypoglykämien sollten abgefragt werden. Jeder Fall einer Stoffwechselentgleisung muss nachträglich ausgewertet werden, um den Arzt in die Lage zu versetzen, die Notwendigkeit einer Therapie- oder Dosisanpassung zu prüfen.

Interaktionen: Im Falle von Repaglinid verdienen die potenziell schweren Interaktionen mit Gemfibrozil, aber auch mit Azol-Antimykotika bzw. Rifampicin besondere Aufmerksamkeit.

Dosisanpassung bei eingeschränkter Organfunktion (Leber, Niere):
- **Repaglinid** muss bei ausgeprägter Leberinsuffizienz (Kumulationsgefahr, mögliche Erhöhung des freien Anteils) und auch bei fortgeschrittener Nierenfunktionsstörung (Creatinin-Clearance < 20 bis 40 ml/min) vorsichtig gegeben werden. Eine Dosisanpassung muss langsam und unter engmaschiger Überwachung der Blutzuckerwerte erfolgen (Hypoglykämie-Risiko).
- **Nateglinid** muss bei ausgeprägter Niereninsuffizienz vorsichtig gegeben werden, da die schwach wirksamen Metaboliten kumulieren können. Zum Einsatz bei Leberfunktionsstörungen liegen begrenzte Daten vor. Bei milden Formen von Leberinsuffizienz ist in der Regel keine Dosisanpassung erforderlich.

Wertende Zusammenfassung

Vorteilhaft ist die im Vergleich zu Sulfonylharnstoffen bessere Steuerbarkeit und die bevorzugte Senkung der postprandialen Blutzuckerspiegel. Auch wenn harte Studiendaten fehlen, ist davon auszugehen, dass das Risiko insbesondere schwerer Hypoglykämien geringer ist. Auf der anderen Seite sind auch Glinide insulinotrope Antidiabetika und damit bei Typ-2-Diabetes mit Insulinresistenz/Hyperinsulinämie kein pathophysiologisch orientierter Therapieansatz. Die Unterschiede zu den Sulfonylharnstoffen sind mehr quantitativer als qualitativer Art (Wirkstärke etwas geringer, Verträglichkeit etwas besser). Langzeitdaten zur Verträglichkeit sind begrenzt, klinische Endpunktstudien zur Wirksamkeit fehlen. Von den beiden Wirkstoffen weist Repaglinid zwar ein höheres Risiko für Interaktionen auf, insgesamt überwiegen jedoch die Vorteile gegenüber Nateglinid (frei kombinierbar, auch zur Monotherapie einsetzbar und damit weniger Kontraindikationen, keine wirksamen Metaboliten, kein Kumulationsrisiko bei Niereninsuffizienz).

Einflüsse der Glinide auf Diabetes-Risikofaktoren		
Blutzuckerspiegel	$Glucose_{pp}$: ↓ . $Glucose_{nüchtern}$: ↓	
Körpergewicht	↑	
Lipide	TG ↔	Chol ↔

Literatur

Cozma, L. S., Luzio, S. D., Dunseath, G. J. et al. (2002): Comparison of the effects of three insulinotropic drugs on plasma insulin levels after a standard meal. *Diabetes Care* 25(8): 1271–1276.

Derosa, G., Mugellini, A., Ciccarelli, L. et al. (2003): Comparison between Repaglinide and glimepiride in patients with type 2 diabetes mellitus: a one-year, randomized, double-blind assessment of metabolic parameters and cardiovascular risk-factors. *Clin. Ther.* 25(2): 472–484.

HANEFELD, M., BOUTER, K. P., DICKINSON, S. et al. (2000): Rapid and short-acting mealtime insulin secretion with nateglinide controls both prandial and mean glykaemia. *Diabetes Care* 23: 202 – 207.

LANDGRAF, R., BILO, H. J., MÜLLER, P. G. (1999): A comparison of repaglinide and glibenclamide in the treatment of type 2 diabetic patients previously treates with sulphonylureas. *Eur. J. Clin. Pharmacol.* 55: 165 – 171.

MARBURY, T., HUANG, W. C., STRANGE, P. et al. (1999): Repaglinide vs. Glyburide. A one year comparison trial. *Diab. Res. Clin. Pract.* 43: 155 – 166.

MARK, M. (2002): Vom Chemotherapeutikum zum Antidiabetikum. Sulfonylharnstoffe und Glinide. *Pharmazie in unserer Zeit* 31: 252 – 262.

NIEMI, M., BACKMAN, J., NEUVONEN, M. et al. (2003): Effects of gemfibrozil, itraconazole, and their combination on the pharmacokinetics and pharmacodynamics of repaglinide: potentially hazardous interaction between gemfibrozil and repaglinide. *Diabetologia* 46: 347 – 351.

NIEMI, M., BACKMAN, J., NEUVONEN, M. et al. (2000): Rifampin decreases the plasma concentrations and effects of repaglinide. *Clin. Pharmacol. Ther.* 68: 495 – 500.

RASKIN, P. (2003): Efficacy and safety of combination therapy: repaglinide plus metformin versus nateglinide plus metformin. *Diabetes Care* 26 (7): 2063 – 2068.

SCHERBAUM, W. A., LANDGRAF, R. (Hrsg.): Evidenzbasierte Leitlinie – Antihyperglykämische Therapie des Diabetes mellitus Typ 2 (ohne Jahr).

5.3 Biguanide: Metformin

Wirkungsmechanismus, Wirkungen und Wirkstoffe
Metformin zeigt als Antidiabetikum ausschließlich extrapankreatische Wirkungen (nicht insulinotrop). Darüber hinaus nimmt es Einfluss auf die Lipidwerte und die Blutgerinnung.

Metformin und Blutzucker:
An der blutzuckersenkenden Wirkung sind mit unterschiedlicher Relevanz (2,3 > 1,4.) die folgenden Effekte beteiligt:

1. **Verminderung/Verlangsamung der enteralen Glucoseresorption**: Reduziert wird weniger das Ausmaß als die Geschwindigkeit der Glucoseauf-

nahme. Metformin trägt auf diese Weise zu einer Acarbose-ähnlichen Glättung der Blutzuckerspiegel bei und senkt so die postprandialen Blutzuckerspiegel (daneben auch Einflüsse auf die Resorption von Aminosäuren, Calcium bzw. Gallensäuren: Relevanz?)

2. **Hemmung der hepatischen Gluconeogenese und Glykogenolyse**: Metformin drosselt die beim metabolischen Syndrom pathologisch gesteigerte Neubildung von Glucose aus Lactat bzw. Aminosäuren, die wesentlich an den hohen, morgendlichen Nüchternwerten beteiligt ist. Daneben wird auch die Mobilisierung der hepatischen Glucosespeicher gehemmt.

3. **Verbesserung der peripheren Glucoseverwertung**: In Gegenwart von endogenem Insulin wird die muskuläre Glucoseaufnahme gesteigert. Die in die Myozyten aufgenommene Glucose dient einmal zum Aufbau von Muskelglykogen, zum anderen wird Glucose verstärkt anaerob zu Lactat abgebaut.

4. **Anorexigene Wirkung**: Metformin bewirkt bei vielen Patienten eine Gewichtsabnahme. Der Mechanismus des anorexigenen Effektes ist nicht befriedigend geklärt (möglicherweise beteiligt: Thermogenese im Fettgewebe).

Sowohl die hepatischen (2) als auch die muskulären (3) Metforminwirkungen steigern die Lactatkonzentrationen bzw. behindern die Entgiftung im Stoffwechsel anfallender Milchsäure (Lactatazidoserisiko↑).

Metformin und Blutfettwerte: Metformin senkt die Triglyceridspiegel im Durchschnitt um 30 Prozent und die Cholesterinwerte um 10 Prozent (abhängig vom Ausgangswert, besser wirksam bei adipösen Patienten).

Metformin und Blutgerinnung: Metformin kann eine pathologische Gerinnungsbereitschaft senken, und zwar durch eine Erhöhung der fibrinolytischen Aktivität (t-PA-Spiegel↑, t-PA-Antigen-Aktivität ↓, Aktivität des Plasminogen-Aktivator-Inhibitors PAI-1↓) sowie durch eine Drosselung der Plättchendichte und -aktivität.

Metaanalysen der im Zeitraum von 1957 bis 1994 durchgeführten randomisierten und kontrollierten Studien bescheinigen Metformin eine den Sulfonylharnstoffen vergleichbare Wirkung auf die Surrogatparameter $HbA1_c$, Nüchternglucose sowie postprandiale Glucose [HERMANN et al. 1994, CAMPBELL & HOWLETT 1995]. Auch bei der UKPDS als größter prospektiver Endpunktstudie schneidet Metformin bei den mikrovaskulären Komplikationen vergleichbar gut ab wie Insulin und Sulfonylharnstoffe. Bei gleich starker Senkung der HbA1c-Werte bewirkt jedoch nur Metformin auch eine signifkante Senkung der makrovaskulären Endpunkte (KHK-Folgen, Schlaganfälle) sowie der diabetesbezogenen Todesfälle. Man kann hieraus folgern, dass an den protektiven Wirkungen von Metformin neben der Blutzuckersenkung auch noch andere Effekte beteiligt sein müssen.

Tab. 7: Metformin-haltige Handelspräparate

Wirkstoff(e)	Handelspräparate (Beispiele)	Darreichungsform
Monopräparate [Rote Liste 2005]		
Metformin	Biocos®, Diabesin®*, espa-formin®* glucobon biomo®, Glucophage®*, Juformin®, Mediabet®, Mescorit®, Met®*, Metfodoc®, Metfogamma®*, Metfor-acis®, Metform®-AbZ, Metformin 1A Pharma®*, Metformin Basics®*, Metformin AL®*, Metformin APS® 1000 mg, Metformin-biomo®*, Metformin-ct®, Metformin dura®*, Metformin Hexal®*, Metformin Lich®*, Metformin-Puren®*, Metformin R.A.N® 850 mg, Metformin-ratiopharm®*, Metformin Sandoz®*, Metfomrin Stada®*, metformin von ct® 1000 mg, Siofor®*, Thiabet® (Soweit nicht anders vermerkt in den Stärken 500/850 mg.	Filmtabletten
Kombinationspräparate		
Metformin + Rosiglitazon	Avandamet® (1 mg Rosiglitazon/ 500 mg Metformin; 2 mg/500 mg, 2 mg/1000 mg, 4 mg/1000 mg)	Filmtabletten

* Zusätzlich in der Stärke 1000 mg

Pharmakokinetik

Metformin wird nach peroraler Applikation unvollständig aus dem Magen-Darmtrakt resorbiert (F 50 bis 60 Prozent). Bei Einnahme mit einer Mahlzeit resultieren um 40 Prozent niedrigere C_{max}-Werte und eine um 25 Prozent verminderte AUC. Auch die gleichzeitige Gabe von Acarbose bzw. Guar führt zu einer Senkung der maximalen Plasmaspiegel um 35 bis 40 Prozent. Maximale Plasmaspiegel werden 1 bis 3 Stunden nach peroraler Applikation erreicht (verzögert durch Nahrungsaufnahme). Metformin reichert sich nach rascher Verteilung im Leberparenchym, in den übrigen Bauchorganen sowie in der Muskulatur an. Die resorbierten Anteile werden zu nahezu 100 Prozent unverändert über die Nieren ausgeschieden (Dosisanpassung bei eingeschränkter Nierenfunktion), die nicht resorbierten Anteile unverändert über die Faezes (ca. 30 Prozent der Dosis). Die Eliminationshalbwertszeit beträgt durchschnittlich 6,2 Stunden.

Indikationen

Metformin eignet sich besonders bei übergewichtigen Typ-2-Diabetikern, sofern Diät plus Gewichtsreduktion nicht zum Erreichen der HbA1$_c$-Zielwerte führen. Im Gegensatz zu normalgewichtigen Typ-2-Diabetikern, bei denen Metformin auch eingesetzt werden kann, profitieren insbesondere übergewichtige Patienten mit Insulinresistenz und peripherer Hyperinsulinämie von der nicht-pankreatisch vermittelten Wirkung sowie von der mit diesem Wirkstoff zu erzielenden Gewichtsreduktion.

Kontraindikationen / Warnhinweise

Metformin weist eine Vielzahl von Kontraindikationen auf, ist aber bei deren sorgfältiger Beachtung sicher. Metformin ist kontraindiziert / vorsichtig einzusetzen bei:

- Niereninsuffizienz (Plasma-Creatinin ≥ 1,2 mg/dl). Vorsicht: Auch bei normalem Plasma-Creatinin sind Nierenfunktionsstörungen nicht ausgeschlossen.
- Zuständen, die zu einer Hypoxie führen bzw. mit einer Organischämie einhergehen: akute/chronische Lungenerkrankungen (respiratorische Insuffizienz), Lungenembolie, Schockzustände, Sepsis, arterielle Verschlusskrankheit, Zustand nach Herzinfarkt, dekompensierte Herzinsuffizienz.
- Schweren Leberfunktionsstörungen und Alkoholismus.
- Zuständen, die zur Akkumulation, Bildung saurer Metabolite bzw. zu Azidose führen können: schwere akute bzw. chronische Infektionen, Pankreatitis, Nekrosen, Gangrän, Sepsis. Reduktionsdiät mit Kalorienmenge < 1000 kcal/die (Hungerketosen), Ketoazidose, katabole Zustände im Rahmen von Tumorerkrankungen
- Hohem Alter: Hohes Alter ist nicht automatisch gleichbedeutend mit einer deutlichen Einschränkung der Nierenfunktion. Auch wenn die Creatinin-Clearance nachweislich nicht nennenswert eingeschränkt ist, können jedoch bestehende Organerkrankungen, schwere Infekte sowie Interaktionen sehr kurzfristig zu einer Dekompensation führen. Im Hinblick auf das bei dieser Altersgruppe deutlich höhere Lactatazidoserisiko ist ein Einsatz bei Patienten > 75 Jahren sehr kritisch und streng abzuwägen. Soweit möglich sind therapeutische Alternativen vorzuziehen.
- Metformin ist rechtzeitig (≥ 1 bis 2 Tage) abzusetzen vor elektiver OP und vor Angiographie mit iodhaltigen Kontrastmitteln.
- Bei Typ-1-Diabetes.
- Überempfindlichkeit gegenüber dem Wirkstoff.

Schwangerschaft: Metformin ist in der Schwangerschaft kontraindiziert.
Stillzeit: Metformin gilt als sicher in der Stillzeit, sein Einsatz ist bei entsprechender Indikation vertretbar (bei stillenden Diabetikerinnen bzw. bei gesunden Probandinnen Milch/Plasma-Konzentrationsverhältnis 0,47 (0,27 bis 0,71), bei

den gestillten Säuglingen keine bzw. nur geringe Konzentrationen im Plasma der Säuglinge nachweisbar, keine Metformin-typischen UAW [GARDINER et al. 2003].

Unerwünschte Wirkungen

Mit einer Inzidenz von bis zu 25 Prozent sind unerwünschte Wirkungen unter Metformin häufig, mit Ausnahme der gefürchteten Lactatazidosen in der Regel aber meist harmlos und oft auch selbstlimitierend. Lactatazidosen sind unter Metformin nur bei Missachtung von Gegenanzeigen zu befürchten, zeigen aber auch unter intensivmedizinischer Betreuung eine sehr schlechte Prognose. Aus diesem Grund sind die Anwendungsbeschränkungen und Warnhinweise (Alter, Nierenfunktion, Interaktionen) sehr sorgfältig zu berücksichtigen. Bei akuten Veränderungen (Infekte, Komorbidität) muss sofort reagiert werden.

- **Gastrointestinale Nebenwirkungen (häufig):** Bei bis zu 30 Prozent der Patienten kommt es zu Durchfällen, Übelkeit, Erbrechen, Darmkrämpfen, Blähungen und Völlegefühl. Die Beschwerden treten unter Therapie meist früh auf und sind vielfach selbst limitierend. Zur Prophylaxe wird eine einschleichende Aufdosierung in 1-2-Wochen-Abständen sowie – trotz schlechterer Wirksamkeit – eine Einnahme zum/nach dem Essen empfohlen. Bei schweren Durchfällen soll Metformin vorübergehend und bis zur Elektrolytkorrektur abgesetzt werden. Einzelfälle unter Dauertherapie spät einsetzender (!), auf Loperamid nicht ansprechender wässriger Durchfälle sind in der Literatur beschrieben. Grundsätzlich sollte wegen der meist frühen Manifestation gastrointestinaler Beschwerden zur Abklärung an den Arzt verwiesen werden, wenn sich unklare Magen-Darm-Beschwerden erstmals nach einer längerfristigen Dauertherapie äußern (Ausschluss einer Lactatazidose).
Appetitmangel (metallischer Geschmack beteiligt) **und Gewichtsverlust** sind bei den meist übergewichtigen Typ-2-Diabetes als erwünschte Nebenwirkungen einzustufen.
Malabsorption von Aminosäuren sowie Hypovitaminosen (Vitamin B_{12}, Folsäure) sind unter Dauertherapie möglich, aber meist nicht von klinischer Relevanz. Zur Sicherheit sollten die Vitamin-B_{12}-Spiegel alle zwei bis drei Jahre gemessen werden.
- **Zentralnervöse Nebenwirkungen (gelegentlich):** Kopfschmerzen, Müdigkeit, Schwindel.
- **Hepatische Nebenwirkungen (sehr selten, im Rahmen von Überempfindlichkeitsreaktionen):** Anstieg von Leberenzymen, cholestatischer Ikterus.
- **Kardiovaskuläre Nebenwirkungen:** Bei einem Studienarm der UKPD-Studie, bei der die Patienten neben einem Sulfonylharnstoff (Glibenclamid, Chlorpropamid) zusätzlich mit Metformin behandelt wurden, traten signifikant mehr Herzinfarkte auf [UKPDS 33 (1998)]. Trotz möglicher methodischer Erklärun-

gen für die Zunahme kardialer Endpunkte kann das Risikopotenzial der Kombination derzeit nicht abschließend bewertet werden. Zur Sicherheit sollte Metformin nur bei strenger Indikationsstellung mit Glibenclamid kombiniert werden (vgl. Kapitel Sulfonylharnstoffe).

- **Endokrin-metabolische Nebenwirkungen**:
Hypoglykämien: Im Gegensatz zu Insulin und insulinotropen Antidiabetika weist Metformin in therapeutischen Dosen nur ein geringes Hypoglykämierisiko auf. Metformin kann jedoch das Hypoglykämierisiko anderer Antidiabetika verstärken.

Lactatazidose: Die Biguanide Buformin und Phenformin, die 1978 vom Markt genommen wurden, wiesen aufgrund ihrer höheren Lipophilie und der dadurch begründet ausgeprägteren Akkumulation in Leber, Muskulatur (hier jeweils in den Mitochondrien-Membranen) ein 20fach höheres Lactatazidoserisiko auf als Metformin. Für Metformin beträgt die Inzidenz ca. 0,03 Fälle pro 1000 Patientenjahre, die Mortalität ca. 0,015 Fälle pro 1000 Patientenjahre. Ein COCHRANE-Review [SALPETER et al. 2003] kommt zu dem Schluss, dass Metformin – bei Beachtung der Gegenanzeigen! – nicht mit einem höheren Risiko von Lactatazidosen bei Typ-2-Diabetes assoziiert ist.

Exkurs: Lactatazidose [HIEN 1995]

Unter einer Lactatazidose wird eine metabolische Azidose verstanden (pH < 7,25, Lactatkonzentration > 8 mmol/l). Bei mäßiger Azidose (pH < 7,2) sind Leber und Niere nicht mehr in der Lage, Lactat abzubauen, ab einem pH von 7.0 produzieren diese Organe selbst Milchsäure, die kardiale Pumpleistung und der Gefäßtonus sind vermindert. Da Milchsäure ein Substrat der Gluconeogenese ist, ist die renale und hepatische Lactat-Clearance unter Metformin stark eingeschränkt.

Eine Lactatazidose äußert sich durch gastroinstestinale Beschwerden (Übelkeit, Erbrechen, Appetitmangel; cave: häufige UAW von Metformin!) sowie durch respiratorische (Hyperventilation), kardiovaskuläre (Schock) bzw. zentralnervöse Symptome (Unruhe, Müdigkeit, Desorientiertheit bis hin zum Koma). Die Symptomatik kann gerade im Frühstadium unauffällig sein.

Wechselwirkungen
- **Iodhaltige Röntgenkontrastmittel:** Metformin muss beim intravenösen Einsatz iodhaltiger Röntengenkontrastmittel vorübergehend abgesetzt werden (Gefahr einer Lactatazidose bzw. eines akuten Nierenversagens). Der Mechanismus der Interaktion ist nicht bekannt). Gleiches gilt für andere Arzneistoffe mit nephrotoxischem Potenzial (Amphotericin B, Aminoglykoside)

- **Cimetidin und andere kationische Arzneistoffe**: Das H_2-Antihistaminikum Cimetidin, ein kationischer Arzneistoff, konkurriert mit Metformin um die tubuläre Sekretion [SOMOGYI et al. 1987]. Die konkomitante Gabe führt zu einer verminderten Metformin-Clearance (C_{max} + 81 %, AUC + 50 %, Cl_{ren} − 27 %) und damit zu einem gesteigerten Hypoglykämie- und Lactatazidoserisiko. Andere antisekretorische Wirkprinzipien (Protonenpumpenblocker) bzw. Wirkstoffe (Famotidin etc.) sind sicherer, bei zwingender Indikation ist eine Dosisanpassung erforderlich.

  Analoge Wechselwirkungen werden für weitere kationische Arzneistoffe angenommen, für die ähnliche Kautelen zu beachten wären: das H_2-Antihistaminikum Ranitidin, Amilorid bzw. Triamteren als kaliumsparende Diuretika, Digoxin, Chinin, Chinidin, Morphin, Trimethoprim.
- Auch **nichtsteroidale Antirheumatika** (Ibuprofen, Diclofenac, ASS etc.) können die renale Clearance von Metformin einschränken und damit theoretisch zu einem Anstieg der Plasmaspiegel führen [CHAN et al. 1998, PRICE 2003]. Die Relevanz dieser Interaktion ist schwierig abzuschätzen. Für die Regulation der Nierenfunktion sind Prostaglandine in der Regel nur von untergeordneter, modulierender Bedeutung. Eine vitale Funktion haben Prostaglandine dagegen bei Exsikkose (anhaltende Glucosurie?) bzw. bei Patienten mit dekompensierter Herzinsuffizienz (Kontraindikation für Metformin!). In diesem Fall verhindert die Prostaglandin-vermittelte Dilatation präglomerulärer Gefäße, dass bei Abnahme des renalen Blutflusses auch die glomeruläre Filtrationsrate abfällt (akutes Nierenversagen möglich).

  Im Rahmen der Selbstmedikation sollten die Patienten zur Sicherheit jeden mehr als sporadischen Einsatz mit dem betreuenden Arzt besprechen. Soweit indiziert, ist Paracetamol sicherer (cave hochdosierte Dauermedikation!). Bei regelmäßiger, insbesondere hochdosierter NSAR-Gabe ist eine Dosisanpassung und eine engmaschige Überwachung erforderlich.
- **Acarbose und Guar** senken bei gleichzeitiger Gabe die Metformin-Resorption und schränken dessen Wirksamkeit ein (vgl. Kapitel Pharmakokinetik).
- **Phenprocoumon**: Bei gleichzeitiger Gabe mit Metformin wird die Elimination von Phenprocoumon beschleunigt, es resultiert ein erhöhtes Thromboserisiko. Der Mechanismus ist nicht bekannt. Ist der gleichzeitige Einsatz indiziert, muss der INR-Wert engmaschiger überwacht und ggf. die Phenprocoumon-Dosis angepasst werden [OHNHAUS et al. 1983]
- **Topiramat**: Bei gleichzeitiger Gabe mit dem Antiepileptikum Topiramat kann es zu einer Konkurrenz um die renale Clearance kommen. Im Rahmen einer Therapieaufnahme eines der beiden Wirkstoffe können sowohl die Metformin- als auch die Topiramat-Plasmaspiegel steigen (Blutzuckerspiegel überwachen, auf Zeichen von Topiramat-Toxizität achten).
- **Interaktion mit Nahrungsbestanteilen**: **Einnahme mit dem Essen** reduziert Ausmaß und Geschwindigkeit der Metformin-Resorption. Dennoch wird die

Einnahme zum oder nach dem Essen im Interesse einer besseren gastrointestinalen Verträglichkeit empfohlen. Durch die Aufnahme exzessiver **Alkohol**-
Mengen (akut oder chronisch: Kontraindikation) wird das Lactatazidoserisiko
potenziert.

Dosierung

Im Interesse einer besseren Verträglichkeit wird einschleichend aufdosiert, beginnend mit täglich 500 – 1000 mg bis zu einer Maximaldosis von 1,5 bis 3 g/die,
verteilt auf 2 bis 3 Einzeldosen (bei Tagesdosen von bis zu 2 g zwei Einzelgaben,
bei Dosen > 2 g drei Gaben). Metformin erreicht erst allmählich seine volle
Wirksamkeit, eine Dosiskorrektur sollte daher frühestens nach zwei Wochen er-

Exkurs: Alkohol und Diabetes

Alkohol hemmt die hepatische Gluconeogenese und verzögert über eine
Verlängerung der Magentransitzeit auch die Kohlenhydratresorption.
Beide Effekte erklären, warum Alkohol – gerade im Zusammenwirken
mit Sulfonylharnstoffen oder Insulin – das Hypoglykämierisiko nachhaltig erhöhen kann. Die Verträglichkeit einer Metformin-Therapie wird verschlechtert. Weitere, nicht-diabetesspezifische Risiken einer regelmäßigen Alkoholaufnahme sind ein erhöhtes Risiko von Schlaganfällen,
gastrointestinalen Tumorerkrankungen (Mundhöhle, Rachen, Magen)
und von Gichtanfällen. Alkohol kann den Blutdruck steigern. Bei täglicher Zufuhr von > 60 g Alkohol bei Männern bzw. > 20 g Alkohol bei
Frauen besteht ein besonders hohes Risiko von Lebererkrankungen (Fett-
leber, Leberzirrhose). Alkoholische Getränke erhalten eine erhebliche
Kalorienmenge und konterkarieren damit die Diätanstrengungen.

Diabetiker sollten Alkohol nur in kleinen Mengen (< 40 g Alkohol bei
Männern / < 20 g bei Frauen), nicht täglich und möglichst auch nur zu den
Mahlzeiten konsumieren. Die gleichzeitige Kohlenhydratzufuhr mindert
das Hypoglykämierisiko. Der Blutzucker muss engmaschiger überwacht
werden. Bei insulinpflichtigen Diabetikern sollte zusätzlich die Insulindosis am Abend und am folgenden Morgen reduziert werden.

Möglichst ganz auf Alkohol verzichten sollten Metformin-behandelte
Diabetiker und übergewichtige Diabetiker mit erhöhten Triglyceriden.
Wegen der gesteigerten Insulinempfindlichkeit darf auch vor körperlichen Anstrengungen kein Alkohol konsumiert werden. Ein völliges Alkoholverbot gilt darüber hinaus für Kraftfahrer (die Verkehrstauglichkeit
wird durch Alkohol und das gesteigerte Hypoglykämierisiko überpropor-
tional eingeschränkt, die Fahrtüchtigkeit kann auch am Folgetag noch
vermindert sein).

Beratungsinhalte/Pharmazeutische Betreuung

Einnahmemodalitäten: Metformin ist das einzige orale Antidiabetikum, bei dem im Hinblick auf die bessere Verträglichkeit eine Einnahme zum/nach dem Essen empfohlen wird. Die Patienten sind weiterhin darauf hinzuweisen, dass die Therapieanleitung entsprechend den Angaben des Arztes langsam einschleichend vorgenommen werden soll.

Verträglichkeit: Die häufigen gastrointestinalen Nebenwirkungen sind bei vielen Patienten passager und selbst limitierend.

Interaktionspotenzial: Eine mehr als sporadische Einnahme von Ranitidin bzw. nichtsteroidalen Antirheumatika im Rahmen der Selbstmedikation soll mit dem Arzt besprochen werden. Das Gefährdungspotenzial durch den Konsum größerer Alkoholmengenist zu beachten. Der Patient sollte jeweils auf sicherere Alternativen hingewiesen werden. Weiterhin sollten die Patienten bei jeder Konsultation eines Facharztes ihren Gesundheitspass Diabetes vorlegen (soweit vorhanden!) und auf die Einnahme von Metformin hinweisen.

Besondere Situationen: Metformin muss vor (elektiver) OP und vor Untersuchungen mit Röntgenkontrastmitteln abgesetzt werden.

folgen. Dabei ist zu beachten, dass Dosissteigerungen über 2 g/die nur eine marginal bessere Wirksamkeit, aber eine deutlich höhere Inzidenz von gastrointestinalen Nebenwirkungen zeigen [SCHERBAUM & LANDGRAF].

Trotz der nachteiligen Beeinflussung der Invasionskinetik soll Metformin im Interesse der gastrointestinalen Verträglichkeit zum oder nach dem Essen gegeben werden.

Pädiatrische Dosierung: Metformin kann bei Jugendlichen mit Typ-2-Diabetes ab dem 10. Lebensjahr gegeben werden, beginnend mit 1- bis 2-mal täglich 500 mg bis zu einer Maximaldosis von 2 g/die.

Dosisanpassung im Alter: Unter sorgfältiger Beachtung der Kontraindikationen kann Metformin bei älteren Typ-2-Diabetikern (möglichst unter 75 Jahren) gegeben werden. Dosissteigerungen sollten besonders vorsichtig erfolgen und nicht bis zum Maximum von 3 g geführt werden.

Dosisanpassung bei eingeschränkter Organfunktion: Wegen des erhöhten Lactatazidoserisikos sollte der Einsatz bei Nieren- und Leberfunktionsstörungen generell gemieden werden (bei Nierenfunktionsstörungen Akkumulation von Metformin und Lactat, bei Leberfunktionsstörungen Verminderung der Lactatclearance).

Wertende Zusammenfassung

Die **Hauptvorteile von Metformin** liegen in der pathophysiologisch orientierten Wirkung (nicht-insulinotrop, keine Steigerung der peripheren Hyperinsulinämie, keine Gewichtszunahme) und in der positiven Beeinflussung weiterer Makroangiopathie-Risikofaktoren. Metformin ist bei Beachtung der Kontraindikationen sicher, vielseitig kombinierbar und setzt den Patienten nur einem sehr geringen Hypoglykämierisiko aus.

Nachteilig sind die vielfältigen Kontraindikationen, die den an sich großen Kreis potenzieller Anwender deutlich einschränken.

Einflüsse von Metformin auf Diabetes-Risikofaktoren	
Blutzuckerspiegel	$Glucose_{pp}$: ($\downarrow$) . $Glucose_{nüchtern}$: $\downarrow$
Körpergewicht	$\downarrow$ (oder $\leftrightarrow$)
Lipide	TG $\downarrow\downarrow$, Chol. $\downarrow$ (abhängig vom Ausgangsniveau)
Gerinnungssystem	fibrinolytische Aktivität$\uparrow$, Thrombozytenaktivität $\downarrow$

Literatur

CAMPBELL, I. W., HOWLETT, H. C. S. (1995): Worldwide experience of metformin as an effective glucose-lowering agent: A metaanalysis. *Diabetes Metab. Rev.* 11: 557 – 562

CHAN, N. N. et al. (1998) *Lancet* 352: 201

GARDINER, S. J., KIRKPATRICK C. M. J., BEGG, E. J. (2003): Transfer of metformin into human milk. *Clin. Pharmacol. Ther.* 73: 71 – 77

HERMANN, L. S., SCHERSTEN B, BITZEN, P. O. et al. (1994): Therapeutic comparison of metformin and sulfonylurea, alone and in various combinations. A double-blind controlled study. *Diabetes Care* 17: 1100 – 1109.

HIEN, P. (1995): Diabetes-Handbuch. – Berlin, Heidelberg: Springer, 79 f.

OHNHAUS, E. E., BERGER, W., DUCKERT, F. et al. (1983): The influence of dimethylbiguanide on phenprocoumon elimination and its mode of action. *Klin. Wschr.* 61: 851 – 858.

PRICE, G. (2003). *Brit J. Anaesth.* 91: 909-910.

SALPETER, S., GREYBER, E., PASTERNAK, G. et al. (2003): Risk of fatal and non-fatal lactic acidosis with metformin use in type 2 diabetes mellitus (Cochrane Review*). The Cochrane Library* Issue 2: 1 – 92.

SCHERBAUM, W. A., LANDGRAF, R. (Hrsg.): Evidenzbasierte Leitlinie DDG – Antihyperglykämische Therapie des Diabetes mellitus Typ 2 (ohne Jahr).

SOMOGYI, A., STOCKLEY, C., KEAL, J. et al. (1987): Reduction of metformin tubular secretion by cimetidine in man. *Brit. J. Clin. Pharmacol.* 23: 545 – 551.

UK Prospective Diabetes Study (UKPDS) Group (1998): Intensive blood-glucose control with sulfonyl ureas or insulin compared with conventional treatment and risk of complications in patients with type-2-diabetes (UKPDS 33). *Lancet* 352: 837 – 853.

5.4 Insulin-Sensitizer: Rosiglitazon und Pioglitazon

Rosiglitazon

Pioglitazon

Wirkungsmechanismus, Wirkungen und Wirkstoffe

Insulin-Sensitizer wirken blutzuckersenkend durch eine Erhöhung der Insulinempfindlichkeit im Fettgewebe, in der Skelettmuskulatur sowie in der Leber. Insulin-Sensitizer (Glitazone, Thiazolidindione) fungieren dabei als selektive Agonisten des nukleären Rezeptors PPAR-γ (dem Peroxisomen-Proliferator-aktivierten-Rezeptor), einem ligandenkontrollierten Transkriptionsfaktor.

Glitazone diffundieren in die Zelle und binden hier selektiv und mit hoher Affinität an den zytosolischen Rezeptor PPAR-γ. Der Glitazon-PPAR-γ-Komplex gelangt in den Zellkern und bildet hier ein Dimer mit dem Retinoid-X-Rezeptor. Das Dimer schließlich interagiert mit spezifischen Gen-Sequenzen, den PPAR-Response-Elements. Durch die Interaktion wird die Transkription von Genen aktiviert, die für die Ausdifferenzierung von Fettzellen sowie für die Glucose-Aufnahme relevant sind [Verspohl & Wieland 2002]. Dabei beeinflussen Glitazone nicht die Rezeptorbindung von Insulin, sondern vermindern die Insulinresistenz über die nachgeschaltete Signaltransduktion (Verminderung der Hemmwirkung von Leptin- und TNFα, vermehrte Expression und Translokation des Glucosecarriers GLUT4 in die Zellmembran etc.).

- **Wirkungen auf das Fettgewebe**: Das portale Überangebot freier Fettsäuren auf der Basis einer eingeschränkten Lipolysehemmung ist bei insulinresistenten Patienten eine Ursache der erworbenen Insulinresistenz (verminderter hepatischer Abbau von Insulin, Randle-Zyklus). Glitazone stimulieren die Ausdifferenzierung von Fettzellen, fördern die Aufnahme freier Fettsäuren und Glucose in die Fettzellen und reduzieren die Bildung von TNFα und PAI-1. Diese Effekte sind mitverantwortlich für die vermindete Insulinresistenz, aber auch für die Gewichtszunahme und die vermehrte Bildung subkutanen Fettgewebes (auf Kosten der viszeralen Fettdepots).

- **Hepatische Wirkungen**: In der Leber stimulieren Glitazone die Gluoseaufnahme, die Glykogenbildung und die Glykolyse und hemmen gleichzeitig die Gluconeogenese (Glucoseabbau > Glucoseneubildung). Die Hemmung der Gluconeogenese ist dabei auch indirekt Folge der Vermindung der freien Fettsäuren (RANDLE-Zyklus↓). Die hepatische Lipogenese ist gesteigert.
- **Muskuläre Wirkungen**: In der Muskulatur wird die Glucoseaufnahme in die Zellen und auch die zelluläre Glucoseverwertung gesteigert (u. a. Glykolyse↑, Glucoseoxidation↑)
- **Beeinflussung der Makroangiopathie**: Verschiedene Mechanismen sind an dem deutlich gesteigerten Makroangiopathie-Risiko des insulinresistenten, übergewichtigen Typ-2-Diabetikers beteiligt (Erhöhung der Triglyceride, vermehrte Bildung von LDL/VLDL, Insulin fördert Gefäßwandhyperplasie, gesteigerte Lipidoxidation). Eine besondere Rolle spielt auch die endotheliale Dysfunktion (verminderte NO-Bildung, in der Folge erhöhter Gefäßtonus), die Hyperkoagulabilität (PAI-1 vermehrt gebildet) sowie die Hypertonie (Insulin wirkt natriumretinierend). Eine Verminderung der Insulinresistenz durch Glitazone wirkt umgekehrt im Sinne einer Atherosklerose-Prophylaxe.

Tab. 8: *Glitazon-haltige Handelspräparate*

Wirkstoff(e)	Handelspräparate	Darreichungsform
Monopräparate		
Rosiglitazon	Avandia® 4/8 mg	Filmtabletten
Pioglitazon	Actos® 15/30/45 mg	Tabletten
Kombinationspräparate		
Rosiglitazon + Metformin	Avandamet® 1 mg/500 mg, 1 mg/500 mg, 2 mg/500 mg, 2 mg/1000 mg, 4 mg/1000 mg	Filmtabletten

Indikationen:
- *Als Monotherapie* insbesondere bei übergewichtigen Patienten, bei denen mit Bewegung / Diät keine Stoffwechselkontrolle zu erreichen ist bzw. bei denen Metformin nicht gegeben werden kann.
- *In Kombination mit Metformin bzw. Sulfonylharnstoff*, wenn die Monotherapie mit den anderen Antidiabetika auch maximal dosiert nicht ausreichend wirkt (mit Metformin vorzugsweise bei Übergewichtigen, mit Sulfonylharnstoffen bei Kontraindikation für Metformin).

Tab. 9: *Pharmakokinetik der Glitazone*

Parameter	Pioglitazon	Rosiglitazon
t_{max}	2 – 4 h	1 h
Wirkungseintritt	Nach 4 Wochen	Nach 4 Wochen
Bioverfügbarkeit	< 80 %	99 %
Plasmaeiweißbindung	> 99 % (auch Metaboliten, hauptsächlich Albumin)	99,8 % (hauptsäch-) lich Albumin)
Metabolisierung	Über CYP 2C9/3A4 (z. T. aktive Metaboliten)	Über CYP 2C8/2C9 (keine Angaben zur Aktivität)
Eliminations-halbwertszeit	3 – 7 h (Muttersubstanz) 16 – 23 h (Metaboliten)	3 – 4 h
Elimination	Zu 55 % über Faeces, zu 45 % renal	Zu 25 % über Faeces, zu 65 % renal

Kontraindikationen/Warnhinweise

Glitazone dürfen nicht gegeben werden
- bei Überempfindlichkeit gegenüber den Wirkstoffen.
- bei Typ-1-Diabetes bzw. Ketoazidose.
- bei insulinbehandelten Patienten.
- bei schweren Leberfunktonsstörungen (nicht bei aktiven Lebererkrankungen, nicht bei Patienten, bei denen die Alanin-Aminotransferase um mehr als 2,5fach über dem oberen Normwert liegt).
- bei Stauungsherzinsuffizienz NYHA III bzw. IV (Glitazone bewirken eine Plasma-Volumenexpansion sowie eine Senkung des Hämatokrits bzw. der Hämoglobinkonzentration).
- Pioglitazon nicht bei Kindern und Jugendlichen < 18 Jahren und nicht bei Dialysepatienten.

Bestehende Ödeme können unter Glitazonen verstärkt werden. Bei anovulatorischen prämenopausalen Patientinnen kann es unter Glitazonen zu ovulatorischen Zyklen und damit zu Schwangerschaften kommen.
Schwangerschaft/Stillzeit: Glitazone sind in Schwangerschaft und Stillzeit kontraindiziert.

Unerwünschte Wirkungen

Zwei Nebenwirkungen stehen bei den Glitazonen im Zentrum der Aufmerksamkeit, zum einen die *Hepatotoxizität*, die zur Marktrücknahme von Troglitazon geführt hat, zum anderen die *kardiovaskulären Effekte*.

- **Hepatotoxizität**: Für die verbliebenen Wirkstoffe sind vereinzelt schwerwiegende Leberschäden, im Falle von Rosiglitazon auch mit Todesfolge beschrieben worden. Das Risiko ist deutlich geringer als unter Troglitazon. Insgesamt scheint es sich um eine seltene, ideosynkratische Nebenwirkung ohne erkennbare Dosisabhängigkeit zu handeln. Die genauen Ursachen sind nicht bekannt. Vermutet wird eine genetische Disposition als Auslöser eines metabolisch-enzymatischen Defektes. Dokumentierte Leberschäden traten in dem Zeitfenster sieben Tage bis ein Jahr nach Aufnahme einer Glitazontherapie auf und äußerten sich durch abdominelle Schmerzen, Appetitlosigkeit, Schüttelfrost, Schwäche, Gelbsucht bzw. dunkle Verfärbung des Urins. Für Rosiglitazon sind etwas schwerere, z.T. auch tödliche Verläufe dokumentiert, daneben Einzelfälle einer cholestatischen Hepatitis. Legt man pathologisch erhöhte Werte der Alanin-Aminotransferase ($<$ 3 mal oberer Normwert) als Indikator für einen Leberschaden zugrunde, ergeben sich folgende Zahlen zur Inzidenz: Rosiglitazon 0,32 Prozent der Patienten (vs. 0,17 Prozent unter Plazebo bzw. 0,4 Prozent unter Sulfonylharnstoffen bzw. Insulin), 1,9 Prozent unter Troglitazon a.H. [LEBOVITZ et al. 2002] bzw. 0,26 Prozent unter Pioglitazon.
  Im Hinblick auf die mit der Hepatotoxizität verbundenen Risiken ist eine engmaschige Überwachung vor und während der Therapie erforderlich (Leberwerte im Abstand von zwei Monaten für die Dauer eines Jahres bestimmen, bei moderat erhöhten Ausgangswerten im monatlichen Abstand). Die Patienten sollen sofort den Arzt aufsuchen, wenn es unter Glitazonen zu Leibschmerzen, Gelbsucht, Appetitlosigkeit oder Übelkeit kommt. Auch bei einer Erhöhung der Leberwerte auf das mehr als 3fache des oberen Normwertes ist abzusetzen.
- **Kardiovaskuläre Nebenwirkungen (Ödeme, Herzinsuffizienz)**: Als Folge der verbesserten Insulinwirkung kommt es renal zu einer Volumen- und Natriumretention. Die Ödemneigung ist erhöht (Inzidenz bei beiden Wirkstoffen ca. 3 bis 4 Prozent, gesteigert durch Kombinationstherapie mit Sulfonylharnstoffen bzw. Metformin). Die **Ödeme** treten typischerweise in den ersten 6 Monaten einer Therapie auf und sind vorzugsweise peripher lokalisiert (bilaterale Knöchelödeme, daneben Schwellungen im Bereich von Händen, Handgelenken bzw. Gesicht). Glitazonbedingte Ödeme sprechen nur zum Teil auf Diuretika an und erfordern oft ein Absetzen der Antidiabetika. Das Risiko einer Ödembildung ist bei Kombination mit Insulin auf das 2- bis 3fache erhöht (Kontraindikation!). Eine seltenere Folge der Volumenretention ist **eine kardiale Dekompensation bzw. Stauungsherzinsuffizienz**. Die Wirkstoffe dürfen daher nicht bei manifester bzw. dekompensierter Herzinsuffiizienz (NYHA III bzw. IV) gegeben werden, bei NYHA-Klasse I bzw. II bzw. bei Risikofaktoren für eine Herzinsuffizienz muss die Therapie mit einer niedrigeren Dosierung eingeleitet und langsamer bis zum Erreichen der Stoffwechselziele aufdosiert werden. Die Patienten sind auf Zeichen einer Herzmuskelschwäche (Ödeme, Gewichtszunahme etc.) hin zu überwachen [NESTO et al. 2003]

- **Gewichtszunahme:** Die durchschnittliche Gewichtszunahme über einen Zweijahreszeitraum beträgt für Rosiglitazon bei Kombination mit Metformin 3,7 Prozent, in Kombination mit Sulfonylharnstoffen 6,3 Prozent, für Pioglitazon 5,4 bzw. 5,5 Prozent (noch ausgeprägter in der kontraindizierten Kombination mit Insulin). Die Gewichtszunahme beruht zum einen auf der Flüssigkeitsretention, daneben auf einer Vermehrung des subkutanen Fettgewebes (anders als beim viszeralen Fettgewebe keine Korrelation mit dem Herzkreislauf-Risiko).
- **Hämatologische Nebenwirkungen:** Als Folge der Volumenretention kommt es sekundär zu einer dosiskorrelierten **Abnahme der Hämoglobinkonzentration** und **des Hämatokrits.** Bei durchschnittlich 1,7 Prozent der mit Rosiglitazon- bzw. 1 Prozent der mit Pioglitazon-Monotherapie behandelten Patienten kommt es zu **Anämie** (vs. 0,7 bzw. 0 Prozent unter Plazebo). Insbesondere bei Anämierisiko ist daher eine Überwachung angezeigt.
- **Sonstige Nebenwirkungen:** Die Inzidenz von **Kopfschmerzen** lag unter Rosiglitazon bei 5,9 Prozent, unter Pioglitazon bei 9,1 Prozent (vs. 5 Prozent bzw. 6,9 Prozent unter Plazebo). An gastrointestinalen Nebenwirkungen sind u.a. **Durchfälle, Blähungen** beschrieben worden.

Wechselwirkungen

Für **Rosiglitazon** sind Interaktionen mit den folgenden Wirkstoffen dokumentiert:

- **Cotrimoxazol bzw. Trimethoprim:** Bei gesunden Probanden bewirkt Trimethoprim eine Hemmung der CYP 2C8-vermittelten Metabolisierung von Rosiglitazon. Die Plasmakonzentrationen bzw. die Bioverfügbarkeit von Rosiglitazon und damit potenziell auch das Risiko von Hypoglykämien bzw. Nebenwirkungen (Flüssigkeitsretention, Herzinsuffizienz sind erhöht). Eine gleichzeitige Gabe erfordert eine sorgfältige Überwachung des Patienten.
- **Gemfibrozil:** Auch Gemfibrozil hemmt CYP 2C8 und führt in einer Probandenstudie zu bis zu 10fach höheren Rosiglitazonspiegeln und zu einer Verdoppelung der Halbwertszeit. Bei mit Rosiglitazon behandelten Patienten wird bei Hinzunahme von Gemfibrozil eine ca. 50- bis 70-prozentige Reduktion der Rosiglitazon-Dosis sowie eine engmaschige Überwachung empfohlen.
- **Rifampicin** wirkt als CYP 2C8-Induktor und führt so zu einem rascheren Abbau sowie einer eingeschränkten Wirkung von Rosiglitazon, eine Dosisanpassung des Antidiabetikums kann erforderlich werden.

Für **Pioglitazon** liegen folgende Daten zu potenziellen Interaktionen vor:

- **Atorvastatin:** Bei gleichzeitiger Gabe sanken in einer Probandenstudie die maximalen Pioglitazon-Plasmaspiegel um 31 Prozent und dessen AUC um 24 Prozent. Der Mechanismus der Interaktion ist nicht geklärt (Atorvastatin und Pioglitazon sind beide CYP 3A4-Substrate). Bei Pioglitazon-Patienten sollten bei

Aufnahme bzw. Absetzen einer Atorvastatin-Begleittherapie die Blutzucker-spiegel überwacht werden. Andere Statine waren nicht auffällig.

- **Estrogene (Ethinylestradiol, Mestranol etc.), Gestagene (Levonorgestrel, Norethisteron etc.) bzw. hormonelle Kontrazeptiva**: Die gleichzeitige Gabe von Troglitazon (!) und Ethinylestradiol- bzw. Norethisteron-haltigen Kontra-zeptiva führte zu einer bis zu 30 prozentigen Reduktion der Hormonspiegel und damit zu einem Verlust der kontrazeptiven Wirkung. Diskutiert wird eine In-duktion von Cytochrom CYP 3A4. Entsprechende Wechselwirkungen mit Ro-siglitazon wurden bislang nicht untersucht, jedoch wird bei gleichzeitiger Gabe von Pioglitazon und Kontrazeptiva zur Vorsicht geraten.
- **Ketoconazol**: Ketoconazol inhibiert die Cytochrome der Familie CYP 3A bzw. 2C. Durch einen verlangsamten Abbau von Pioglitazon steigen die AUC (um 34 Prozent) sowie die C_{max}-Werte (um 14 Prozent), das Risiko von Hypogly-kämien und anderen Formen von UAW ist erhöht.
- **Midazolam**: Bei gleichzeitiger Gabe senkt Pioglitazon die AUC und die Plas-maspiegel von Midazolam um 26 Prozent (vermutlich über eine Induktion von CYP 3A4).

Dosierung

Die Glitazongabe soll langsam einschleichend begonnen und nicht zu rasch ge-steigert werden, da die volle Wirksamkeit erst nach 4 bis 6 Wochen gegeben ist:

- **Rosiglitazon**: Initial 4 mg, nach 8 Wochen bei Bedarf steigern auf 8 mg/die (1-mal täglich oder verteilt auf 2 Dosen).
- **Pioglitazon**: Initial 1-mal täglich 15 mg, bei Bedarf steigern auf 1-mal täglich 30 (bis 45) mg. Die bisherige Sulfonylharnstoff- bzw. Metformindosis kann un-verändert beibehalten werden.

Nahrung bewirkt lediglich eine geringfügige Verzögerung der Resorption. Die Einnahme kann daher unabhängig von den Mahlzeiten erfolgen.

Dosisanpassung im Alter: Eine Glitazon-Monotherapie muss im Alter nicht angepasst werden, die pharmakokinetischen Parameter unterscheiden sich nicht von denen junger Erwachsener (cave Risikofaktoren für UAW, cave Einschrän-kungen für mögliche Begleitmedikation).

Dosisanpassung bei eingeschränkter Organfunktion (Niere, Leber): Bei leicht bis mittelgradig eingeschränkter Nierenfunktion und (theoretisch) auch bei Leberinsuffizienz (Kontraindikation!) ist keine Dosisanpassung einer Glitzazon-Monotherapie erforderlich. Bei schwerer Niereninsuffizienz sind die Glitazone kontraindiziert.

Bei **Patienten mit systolischer Dysfunktion oder manifester Herzinsuffi-zienz** muss mit niedrigeren Anfangsdosen begonnen und die Zieldosis über ei-nen längeren Zeitraum eingestellt werden (vgl. Nebenwirkungen).

Beratungsinhalte/Pharmazeutische Betreuung

Rosiglitazon und Pioglitazon sind sicherer als der vom Markt genommene Wirkstoff Troglitazon. Dennoch bestehen eine Reihe von Sicherheitsrisiken, die eine engmaschige Überwachung des Patienten erfordern. Die abgabebegleitende Beratung kann hier dazu beitragen, den Patienten zu regelmäßigen Kontrolluntersuchungen (Körpergewicht, Blutwerte, Leberfunktion) zu motivieren und auf sich anbahnende Komplikationen zu achten. Auch die klinisch relevanten Interaktionen erfordern besondere Aufmerksamkeit.

Wertende Zusammenfassung

Vorteilhaft an Insulin-Sensitizern ist der pathophysiologisch orientierte Wirkungsmechanismus (nicht insulinotrop wirksam, kein Hypoglykämierisiko). Die Wirkstoffe beeinflussen nicht nur die Blutzuckerspiegel positiv, sondern senken über Effekte auf den Fettstoffwechsel, das Gerinnungssystem und die Atherogenese auch das Makroangiopathierisiko. Nachteilig sind auf der anderen Seite die Sicherheitsbedenken (keine Langzeitstudien), die Beschränkungen der Kombinierbarkeit und der Anwendung sowie das Fehlen klinischer Endpunktstudien. Aus Patientensicht ist auch die Gewichtszunahme nachteilig, auch wenn die Vermehrung des subkutanen Fettgewebes nicht mit einem erhöhten Gefäßrisiko einhergeht.

Insulinsensitizer sind eine Bereicherung des therapeutischen Arsenals. Dennoch ist die Wirksamkeit trotz des theoretisch überaus positiven Wirkprofils begrenzt.

Einflüsse der Glitazone auf Diabetes-Risikofaktoren	
Blutzuckerspiegel	HbA1$_c$ ↓ (in Kombination mit Sulfonylharnstoffen/ Metformin im Durchschnitt 1 %):
Körpergewicht	↑
Lipide	*Pioglitazon*: LDL ↔, HDL ↑, LDL/HDL, Chol/HDL ↔, TG ↓, freie FS ↓.
	Rosiglitazon: LDL ↑, HDL ↑, LDL/HDL, Chol/HDL ↔, TG ↔, freie FS ↓
Gerinnungssystem	PAI-1 ↓ Gerinnungsneigung ↓

Literatur

NESTO, R. W., BELL D., BONOW, R. et al. (2003): Thiazolidindione use, fluid retention, and congestive heart failure: a consensus statement from the American Heart Association and the American Diabetes Association. *Circulation* 108: 2941–2948.

LEBOVITZ, H. E., KREIDER, H. M., FREED, M. I. (2002): Evaluation of liver function in type 2 diabetic patients during clinical trials: evidence that rosiglitazone does not cause hepatic dysfunction. *Diabetes Care* 25(5): 815–821.

VERSPOHL, E. J., WEILAND, F. (2002): Der Insulinresistenz entgegen. Insulinsensitizer. *Pharmazie in unserer Zeit* 31: 280–292.

6 Insulin

6.1 Insulin-Wirkungen

Die Wirkungen des in den β-Zellen des Pankreas gebildeten Hormons Insulin sind nicht auf den Kohlenhydratstoffwechsel beschränkt. Insulin dient im Wesentlichen dazu, die mit der Nahrung zugeführten und im Zuge der Verdauung anflutenden Nahrungsbestandteile (Glucose, Fette, Aminosäuren) über eine Aufnahme in die jeweiligen Speichergewebe aus dem Blut zu entfernen [AMMON 2001].

Insulin: Beeinflussung des Kohlenhydratstoffwechsels
Die Plasmaglucose wird über folgende Mechanismen gesenkt:
- Insulin steigert in der Muskulatur bzw. im Fettgewebe die zelluläre Aufnahme (über den insulinabhängigen Glucosetransporter GLUT4). Die Glucoseaufnahme in die Leber und in das Gehirn erfolgt demgegenüber insulinunabhängig über die Glucosetransporter GLUT1/2/3 und GLUT5.
- Insulin stimuliert in der Muskulatur, in der Leber und im Fettgewebe die Glykogensynthese (über eine Aktivierung der Glykogensynthase): Speicherbildung ↑.
- Insulin hemmt in diesen Geweben den Glykogenabbau: Speichermobilisierung ↓, hepatische Glucosefreigabe ↓.
- Insulin hemmt die hepatische Gluconeogenese.

Folglich ist die wichtigste unerwünschte Arzneimittelwirkung einer Insulin-Substitutionstherapie die Hypoglykämie.

Insulin: Beeinflussung des Eiweißstoffwechsels
- Insulin fördert die Aufnahme von Aminosäuren in die Muskulatur und die muskuläre Proteinsynthese bzw. -speicherung (muskelanabole Wirkung).
- Insulin hemmt die Proteolyse.

Insulin: Beeinflussung des Fettstoffwechsels
- Insulin fördert im Fettgewebe die Aufnahme freier Fettsäuren und die Synthese von Speicherfett.
- Insulin hemmt die Lipolyse und damit die Abgabe freier Fettsäuren bzw. von Glycerin ins Blut.

Darauf beruht u. a. die Gewichtszunahme als UAW einer Insulin-Substitutions-therapie.

Insulin: Sonstige Wirkungen

- Einflüsse auf Elektrolyte: Insulin fördert die Kaliumaufnahme in die Zelle und die Natriumretention in der Niere.
- Einflüsse auf Wachstumsprozesse: Insulin stimuliert die DNA- bzw. die RNA-Synthese.

Insulin entfaltet seine Wirkungen in erster Linie in der Postresorptionsphase. Im Hungerzustand bzw. bei körperlicher Arbeit sind die Insulinspiegel physiologischerweise niedrig, der Stoffwechsel wird auf die Bereitstellung von Nahrungssubstraten umgestellt. Wegen der eingeschränkten Verfügbarkeit von Glucose erfolgt eine Mobilisierung der Speicher (Glykogenolyse) sowie eine Zuckerneubildung (Gluconeogenese). Gleichzeitig werden andere Nährstoffspeicher zur Energiebereitstellung herangezogen (Proteolyse, Lipolyse).

Auswirkungen des Insulinmangels bei Diabetes mellitus

Bei Typ-1-Diabetes besteht ein absoluter Insulinmangel durch die Zerstörung der β-Zellen des Pankreas im Rahmen einer Autoimmunerkrankung.
Beim Typ-2-Diabetes besteht ein relativer Insulinmangel. Beteiligt hieran ist einmal eine Störung der Signaltransduktion nach Insulin-Rezeptorbindung (angeborene bzw. erworbene Insulinresistenz) sowie eine Störung der schnellen Phase der Insulinsekretion.

Der Insulinmangel bewirkt beim Diabetiker

- **gestörte Glukosetoleranz, anhaltende insbesondere postprandiale Hyperglykämien** (durch Störung der insulinabhängigen Glucoseaufnahme in die Muskulatur, in das Fettgewebe). Trotz der hohen Blutzuckerspiegel ist die Glykogenbildung eingeschränkt sowie die Traubenzuckerfreisetzung aus den Glykogenspeichern gesteigert.
- **vermehrte Lipolyse**: In der Leber vermehrte Bildung von Triglyceriden sowie von LDL, VLDL (gesteigertes Makroangiopathie-Risiko). Zusätzlich im Rahmen des Fettstoffwechsels vermehrte Bildung von Ketonkörpern (Acetoacetat, β-Hydroxybutyrat, Aceton) aus Acetyl-CoA und damit gesteigertes Azidoserisiko. In der Skelettmuskulatur hemmt die gesteigerte Verfügbarkeit freier Fettsäuren die muskuläre Glucoseutilisation (via Acetyl-CoA und Citrat Hemmung der Phosphofructokinase und der Pyruvatdehydrogenase = RANDLE-Zyklus).
- **vermehrte Proteolyse**: Durch den Wegfall der Hemmwirkung von Insulin werden vermehrt Aminosäuren als Substrat für die hepatische Gluconeogenese bereitgestellt (Ursache hoher morgendlicher Nüchternwerte auch ohne Nahrungszufuhr).

Literatur

AMMON, H. P. T. (2001): Molekulare Pathologie des Diabetes mellitus. Wirkungen des Insulins. *Phamazie in unserer Zeit* 30(1): 21–25.

6.2 Insulin-Arten

6.2.1 Tierische Insuline

Tierische Insuline vom Rind bzw. Schwein unterscheiden sich in der Primärstruktur nur minimal von Humaninsulin (Tabelle 10) und sind daher beim Menschen vergleichbar gut wirksam. Die Extraktion aus den Bauchspeicheldrüsen von Schlachttieren lieferte in der Frühphase der Therapie hoch-immunogene Insulinzubereitungen, wobei die Antigenität weniger auf das tierische Insulin als auf die Vielzahl störender Begleitstoffe (Proinsulin, glucagonartige Substanzen, Somatostatin, Pankreas-Polypeptide, vasoaktive intestinale Polypeptide) zurückzuführen war. Durch eine verbesserte Reinigung (Umkristallisation, chromatographische Aufbereitung durch HPLC, Ionenaustausch- bzw. Gelchromatographie) gelangte man in der Folge zu den besser standardisierten und besser verträglicheren Monocomponent (MC)-Insulinen.

Tab. 10: *Speziesspezifische Unterschiede der Insulinstruktur*

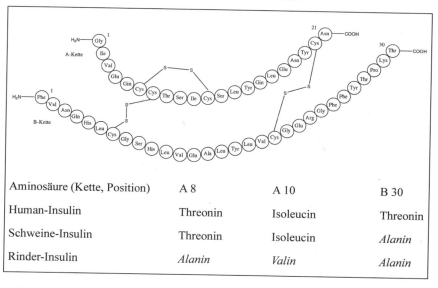

Aminosäure (Kette, Position)	A 8	A 10	B 30
Human-Insulin	Threonin	Isoleucin	Threonin
Schweine-Insulin	Threonin	Isoleucin	*Alanin*
Rinder-Insulin	*Alanin*	*Valin*	*Alanin*

Tierische Insuline sind heute nahezu vollständig aus der Therapie verschwunden. Der einzige verbliebene Vertreter ist *Insulin Novo Semilente,* ein amorphes, zink-verzögertes Schweine-Insulin (nur U40), das als Suspension in Acetatpuffer vorliegt (Insulin-Löslichkeit ↓). *Semilente* erreicht im Vergleich zu NPH-Insulinen später sein Maximum und wird deswegen als Alternative eingesetzt, wenn sich hohe morgendliche Nüchternwerte mit Standard-Verzögerungsinsulinen nicht befriedigend senken lassen (vgl. Kap. 6.3.3.2).

6.2.2 Human-Insulin
Die Gewinnung von Human-Insulin ist entweder durch partialsynthetische Abwandlung von Schweine-Insulin oder durch gentechnische Verfahren möglich.

Human-Insulin aus Schweine-Insulin (1980)
Ausgangsbasis der semisynthetischen Gewinnung von Human-Insulin ist Schweine-Insulin. Bei dem von der Firma Hoechst entwickelten Verfahren wird zunächst durch limitierte Proteolyse mit Trypsin die einzige differierende Aminosäure (Alanin am C-Terminus der B-Kette) abgespalten. Im Rahmen einer Transpeptidierung wird dann der im Ansatz vorhandene Threonin-Tertiärbutylester übertragen und schließlich aktives Human-Insulin durch Esterhydrolyse gewonnen [DINGERMANN & ZÜNDORF 2001].

Das Verfahren liefert hochreines Human-Insulin, konnte jedoch die durch die begrenzten tierischen Ressourcen und den konstant steigenden Insulinbedarf bestehenden Versorgungsprobleme nicht dauerhaft lösen.

Derzeit werden nur noch die Insuline eines Herstellers nach diesem Verfahren produziert (je drei Alt-, Verzögerungs- bzw. Mischinsuline in den Stärken U40 bzw. U100, vgl. Tabelle 11).

Gentechnische Gewinnung von Human-Insulin
Natives Human-Insulin wird als Präproinsulin exprimiert und im Anschluss in einer Reihe von Reifungsschritten zur Wirkform aktiviert. In Analogie liefern auch die gentechnischen Verfahren nur ein Primärprodukt, das durch proteinbiochemische Schritte weiterverarbeitet werden muss.

Rekombinantes Human-Insulin wird derzeit im großtechnischen Maßstab nach zwei verschiedenen Verfahren hergestellt [DINGERMANN 1999, ZÜNDORF & DINGERMANN 2001].

Rekombinantes Human-Insulin aus *Escherichia coli*: In das *E.coli*-Genom wird als Plasmid ein Kunstgen inseriert, das die Synthese eines um einen Methionin-Rest verlängerten Proinsulins codiert. Nach Aufschluss der Bakterienzellen wird im Rahmen der Aufarbeitung zunächst der Methionin-Rest abgespalten, die drei Disulfidbrücken zwischen der A- und der B-Kette durch oxidative Sulfitolyse geknüpft und zuletzt das C-Peptid durch limitierte Proteolyse herausgetrennt.

Nach diesem Verfahren werden die rekombinanten Human- und Analoginsuline (s. d.) der Firma Sanofi-Aventis, Lilly bzw. Berlin-Chemie produziert (Tabelle 11)

Rekombinantes Human-Insulin aus *Saccharomyces cerevisiae*: Bei dem von der Firma Novo Nordisk entwickelten Verfahren wird ein Plasmid eingeführt, das die Transkription einer verkürzten Proinsulin-Variante codiert. Durch die Verkürzung des C-Peptids von 35 auf drei Aminosäuren wird nicht nur die Hydrolysestabilität des Genprodukts erhöht, sondern das Molekül auch in eine Konformation gebracht, bei der die Disulfidbrücken bereits in der Hefezelle geknüpft werden können. Damit entfällt ein großer Teil der biochemischen Aufbereitung. Darüber hinaus sezernieren die Hefezellen das rekombinante Proinsulin in das Kulturmedium, sodass auch der bei *E. coli* erforderliche Aufschluss der Mikroorganismen überflüssig wird.

6.2.3 Insulin-Analoge

Nach dem Vorbild der Gewinnung rekombinanten Human-Insulins gelang in der Folge die Synthese einer Reihe von Kunstinsulinen (künstlich, weil ohne Vorbild in der Natur). Bei diesen Insulin-Analogen wurde das Ziel verfolgt, die pharmakokinetischen Eigenschaften von Human-Insulin durch den Austausch einzelner Aminosäuren bzw. die Verknüpfung mit lipophilen Resten zu modifizieren. Die resultierenden Kunstinsuline zeichnen sich zum Teil durch eine Beschleunigung der Invasionskinetik aus (kurzwirksame Insulin-Analoge: Insulin lispro, Insulin aspart, Insulin glulisin, vgl. Kap. 6.3.2), sie sind schneller, stärker, aber auch kürzer wirksam als Human-Insulin und damit im therapeutischen Einsatz besser steuerbar. Bei Insulin glargin bzw. Insulin detemir wird im Gegensatz dazu der Wirkungseintritt durch eine Verzögerung der subkutanen Resorption und / oder eine Bindung an Albumin verlangsamt und die Wirkdauer verlängert (analoge Verzögerungsinsuline, vgl. Kap. 6.3.3.4).

6.3 Wirkprofile von Insulinzubereitungen

Aufgrund des unphysiologischen Applikationsweges, der ausgeprägten Neigung von Insulin zur Bildung hexamerer Komplexe und des zeitverzögerten Zerfalls in monomeres Insulin als Voraussetzung für eine kapilläre Resorption unterscheiden sich die Wirkprofile aller Insulin-Zubereitungen sehr deutlich von den physiologischen Verhältnissen. Dies hat weitreichende Konsequenzen für die Therapie. Der verzögerte Wirkungseintritt zwingt den Diabetiker zur Vermeidung ausgeprägter postprandialer Blutzuckeranstiege, aber auch zur Vermeidung von Hypoglykämien einen angemessen langen Spritz-Ess-Abstand einzuhalten. Die Wirkdauer ist verlängert, wodurch die Steuerbarkeit der Therapie vermindert wird und weitere Diät-Restriktionen resultieren (Zwischenmahlzeiten, kein Verschieben oder Weglassen von Mahlzeiten).

Durch galenische aber auch durch gentechnische Veränderungen kann in erster Linie die Invasions- und Verteilungsphase beeinflusst werden. Ziel ist eine raschere Bereitstellung monomeren Insulins (kurzwirksame Insulin-Analoge) zur Beschleunigung des Wirkungseintritts oder – im Gegenteil – eine Verlangsamung der Insulinresorption durch Einsatz von Insulin-Salzen, kristallinem Insulin bzw. durch Stabilisierung der im subkutanen Depot vorliegenden Insulin-Hexamere.

Nach dem zeitlichen Verlauf der Insulin-Wirkung werden **Alt- oder Normalinsuline**, **Analoge Altinsuline**, **Verzögerungsinsuline** sowie **Mischinsuline** unterschieden.

6.3.1 Alt- oder Normalinsulin

Altinsuline (Normalinsuline, regular insulins) sind klare, isotone, pH-neutrale Lösungen, die nicht nur subkutan, intramuskulär bzw. intraperitoneal, sondern auch intravenös gespritzt werden können. Altinsuline liegen in der Ampulle / Penpatrone und auch am Spritzort als hexamere Insulinkomplexe vor. Deren allmähliche Dissoziation in monomeres Insulin und die verzögerte, insbesondere kapilläre Resorption ist für die Verzögerungs- oder lag-Phase von 15 bis 30 Minuten bis zum Wirkungseintritt verantwortlich (vgl. Kap. 6.6.1)

Altinsuline zeichnen sich durch einen raschen Wirkungseintritt aus. Sie erreichen ihr Wirkmaximum im Durchschnitt nach ca. 2 bis 4 Stunden, die Wirkdauer ist mit etwa 5 bis 8 Stunden kurz. Altinsuline können mit protaminverzögerten NPH-Insulinen in jedem Verhältnis gemischt werden. Eine Zumischung zu zinkverzögerten Insulinen führt dagegen zu einer Veränderung des Altinsulin-Wirkprofils.

Vor den Mahlzeiten gespritzt dienen Altinsuline der Deckung des prandialen Mehrbedarfs an Insulin.

6.3.2 Kurz wirksame Insulin-Analoge

Diese rekombinanten Insulin-Analoga liegen am Spritzort sehr viel rascher in monomerer Form vor. Die Wirkung setzt daher bereits nach ca. 10 Minuten ein, weshalb der Spritz-Ess-Abstand verkürzt oder sogar weggelassen werden kann. Durch die raschere Resorption ($t_{max}\downarrow$) erreichen die Analoginsuline höhere Blutspiegel ($C_{max}\uparrow$), die Wirkdauer ist verkürzt.

Die Beschleunigung der Invasionskinetik gelingt durch den Austausch einzelner Aminosäuren. Hierdurch werden die intermolekularen Bindungskräfte, nicht aber die Wirkstärke der Insuline vermindert.

Insulin lispro (Humalog® 1996, *E. coli*)

Lispro unterscheidet sich von Human-Insulin durch die geänderte Reihenfolge zweier Aminosäuren in den Positionen 27 bzw. 28 der B-Kette (statt der physiologischen Reihenfolge Prolin vor Lysin bei Insulin lispro <u>Lys</u>in vor <u>Pro</u>lin = Name!).

Insulin lispro bildet am Spritzort noch Hexamere, diese sind aber aufgrund der veränderten räumlichen Struktur instabil und zerfallen sehr rasch. Die t_{max}-Werte betragen etwa 30 bis 70 Minuten (vs. ca. 120 Minuten für Human-Insulin)

Insulin aspart (NovoRapid® 1999, *Saccharomyces cerevisiae*)
Bei Insulin aspart wurde eine Aminosäure in Position B28 ausgetauscht (Asparaginsäure ersetzt Prolin). Wie bei Lispro ist die Bildung hexamerer Komplexe vermindert, der t_{max}-Wert etwa halbiert, die maximalen Blutspiegel sind gesteigert, die Wirkdauer ist verkürzt. Wie bei Insulin lispro kann der Spritz-Ess-Abstand entfallen, auch ein Spritzen nach dem Essen ist möglich.

Insulin glulisin (Apidra® 2004, *E. coli*)
Der Ersatz zweier Aminosäuren in der B-Kette (Lysin statt Asparaginsäure an B3, Glutaminsäure statt Lysin an B29) führt bei Insulin glulisin zu einem mit Lispro bzw. Aspart vergleichbaren pharmakokinetischen Profil.

Vorteile der kurz wirksamen Analog-Insuline [FORST 2001]
Aufgrund der besseren Steuerbarkeit ist unter kurzwirksamen Insulin-Analogen mit **weniger Hypoglykämien** zu rechnen. Eine Metaanalyse von fünf randomisierten Studien mit Insulin lispro bei Typ-1-Diabetikern belegt eine Reduktion der Inzidenz schwerer Hypoglykämien [BRUNELLE et al. 1998]. Auch das Auftreten von Hypoglykämien im Zusammenhang mit körperlicher Aktivität [TUOMINEN et al. 1995] ist vermindert, die Hypoglykämiewahrnehmung und die endogene Gegenregulation werden verbessert [LALLI et al. 1999].

Durch den Wegfall des Spritz-Ess-Abstandes und die mögliche Einsparung von Zwischenmahlzeiten ergibt sich eine **Diätliberalisierung**. Beide Aspekte zusammen erklären die hohe Akzeptanz bei den Patienten.

Auch für Typ-2-Diabetiker, bei denen die Störung der ersten Phase der Insulin-Sekretion zu einer unzureichenden Hemmung der hepatischen Gluconeogenese und zu ausgeprägten postprandialen Blutzuckeranstiegen führt, ist der raschere Wirkungseintritt der Insulin-Analogen von Vorteil [BRUTTOMESSO et al. 1999, FEINGLOS et al. 1997].

6.3.3 Verzögerungsinsuline
Ein umgekehrter Weg wird mit den Verzögerungsinsulinen beschritten. Verzögerungsinsuline sind schwer lösliche bzw. schwer resorbierbare Insulinzubereitungen. Entsprechend ist die Wirkdauer verlängert und damit bei der Dauertherapie die Zahl der Injektionen reduziert. Durch Verzögerungsinsuline wird in stärkerem Maße der basale Insulin-Bedarf gedeckt.

Es werden drei Verzögerungsprinzipien unterschieden, von denen eines nur noch historische Bedeutung besitzt. Zusätzlich stehen mittlerweile auch lang wirksame Insulin-Analoge zur Verfügung.

6.3.3.1 NPH-Insuline (Neutrales Protamin HAGEDORN)

Protamin, ein stark basisches Protein aus dem Sperma von Kaltwasserfischen (Hering, Lachs, Makrele), bildet mit Insulin im Verhältnis 1:6 salzartige Verbindungen (Teilchengröße der Insulin-Protamin-Kristalle 1 bis 60 µm). Die Freisetzung resorbierbaren Insulins am Spritzort erfolgt durch enzymatischen Protaminabbau. NPH-Insuline sind isophane Suspensionen, bei denen weder Insulin noch Protamin im Überschuss vorliegt. Aus diesem Grund können NPH-Insuline in jedem Mischungsverhältnis mit Altinsulin kombiniert werden, ohne dass sich dessen Freisetzungsprofil ändert. Vor dem Spritzen müssen die pH-neutralen Suspensionen durch Rollen oder Kippen homogenisiert werden. Die Wirkung von NPH-Insulinen setzt nach 0,5 bis 1,5 Stunden ein, die Wirkdauer der intermediär wirksamen Verzögerungsinsuline beträgt 11 bis 24 Stunden.

6.3.3.2 Zinkverzögerte Insuline

Mit überschüssigem Zink kann Schweine-Insulin amorph, Human-Insulin amorph oder kristallin als schwerlösliches Zinksalz ausgefällt werden. Es resultieren mittellang (Insulin Novo semilente® [Schweine-Insulin] bzw. Monotard® [Human-Insulin]) bzw langwirksame Insuline mit einer Wirkdauer von mehr als 24 Stunden (Ultratard® [Human-Insulin]). Die Verzögerung des Wirkungseintritts wird bei dieser Gruppe durch die Schwerlöslichkeit der Salze bei physiologischem pH und durch die Korngröße der Kristalle gesteuert. Alle zinkverzögerten Insuline stehen nur in der Konzentration U40 zur Verfügung. Als Suspensionen müssen sie vor der Injektion homogenisiert werden. Im Gegensatz zu den übrigen Insulinen enthalten sie als Konservierungsstoff nicht Phenol/Cresol, sondern Methyl-4-hydroxybenzoat (cave Parastoff-Allergie!). Zinkverzögerte Insuline dürfen im Gegensatz zu NPH-Insulinen nicht mit Alt-Insulin gemischt werden.

6.3.3.3 Surfen-Insuline

Als Alternative zu NPH ist auch eine Komplexbildung mit dem synthetischen Stoff Aminoquinurid (Surfen®) möglich. Surfen-Insuline sind klare, sauer eingestellte Lösungen (pH 3,5), bei denen die Depotwirkung durch die amorphe Ausfällung der Komplexe am Spritzort bedingt ist. Aufgrund des unphysiologisch niedrigen pH-Wertes sind Schmerzen bei der Injektion möglich. Die letzten Surfen-Insuline (Rinder- bzw. Schweine-Insulin) wurden 2004 (Depot-Insulin CR/CS® von Aventis) bzw. 2005 (B-Insulin/B-Insulin S.C. von Berlin-Chemie) vom Markt genommen.

6.3.3.4 Analoge Verzögerungsinsuline

Eine verlängerte Insulinwirkung lässt sich auch durch Insulin-Analoge erzielen:

Insulin glargin (Lantus® 2000, *E. coli*)

Insulin glargin wird wie das gentechnisch hergestellte Human-Insulin in *E. coli*-Bakterien exprimiert. Es unterscheidet sich von Human-Insulin durch den Austausch des C-terminalen Asparagins der A-Kette gegen Glycin sowie durch die Verlängerung der B-Kette um zwei Arginin-Reste (am C-Terminus). Glargin kommt als sauer eingestellte ungepufferte Lösung in den Handel (Schmerzen bei der Injektion möglich). Im subkutanen Gewebe fällt der Wirkstoff in Form amorpher, hexamerer Insulinkristalle aus. Über die Präzipitierung hinaus kommt der Depoteffekt insbesondere durch die intermolekulare Stabilisierung der Hexamere zustande, woran maßgeblich die Argininreste beteiligt sind.

Insulin glargin wird einmal täglich gegeben (Tageszeit irrelevant) und erreicht nach 2- bis 4-tägiger Therapie einen Steady-state-Spiegel. Die Blutspiegel zeigen dabei einen sehr flachen Verlauf ohne relevante Maxima, die Wirkdauer beträgt 24 Stunden.

Die Glättung der Glargin-Blutspiegelkurve senkt das Risiko – insbesondere nächtlicher Hypoglykämien [ROSENSTOCK et al. 2001]. Von Vorteil – gerade für ältere Patienten – ist weiterhin der Umstand, dass das Verzögerungsinsulin nicht vor dem Zubett-Gehen, sondern bereits zum Abendessen oder alternativ zum Frühstück gegeben werden kann. Die Zeit-Wirkungsverläufe können wie bei NPH-Insulinen deutliche intra- und interindividuelle Schwankungen aufweisen. Kritisch zu hinterfragen ist die Relevanz werblicher Aussagen (»Insulin 24: schnurgerade über 24 Stunden«). Der basale Insulinbedarf weist gerade in der Nacht relevante Schwankungen auf. Durch die weitgehende Glättung der Blutspiegelkurve unter Glargin kann in der ersten Nachthälfte (zwischen 0 und etwa 3 Uhr) das Hypoglykämierisiko reduziert werden. Auf der anderen Seite wird durch eine derartige Glättung das relative Insulindefizit in den frühen Morgenstunden möglicherweise nicht ausreichend ausgeglichen (morgendliche Hyperglykämien unter dem Einfluss kontrainsulinärer Hormone wahrscheinlicher?). Insulin glargin kann anders als NPH-Insuline nicht mit Altinsulin oder kurzwirksamen Analog-Insulinen gemischt werden. (Zur kontroversen Debatte um mögliche Einflüsse auf proliferative diabetische Retinopathien bzw. mögliche karzinogene Wirkungen bestimmter Analoginsuline vgl. Kap. 6.5.3.)

Insulin detemir (Levemir® 2004, *Saccharomyces cerevisiae*)

Bei Insulin detemir ist Myristinsäure an die basische Seitenkette der Aminosäure Lysin in Position 29 der B-Kette angekoppelt. Der lipophile C-14-Rest hat zum einen Einfluss auf die Stabilität der Hexamerenbildung sowie auf Wechselwirkungen unter den Hexameren. Die Substitution bewirkt darüber hinaus eine für Insuline ungewöhnliche Albuminbindung, sowohl in der Subkutis als auch im Plasma. Die Folge ist eine verzögerte und dabei konstantere Freisetzung aus dem subkutanen Depot, wobei die Langzeitwirkung des Insulins auch noch durch die als Depot wirkende Plasmaeiweißbindung moduliert wird.

Insulin detemir wird (ein- bis) zweimal täglich gespritzt. Anders als Insulin glargin weist der Blutspiegelverlauf ein spätes Maximum auf, das nach etwa 6 bis 8 Stunden eintritt.

Insulin detemir wird zu 98,8 Prozent an Plasmaalbumin gebunden. Die in Glucose-Clamp Studien [HEISE et al. 2003] bzw. in klinischen Studien an Typ-2-Diabetikern [HAAK et al. 2004] belegte Reduktion der intra-individuellen Variabilität der Wirkung von Detemir im Vergleich zu NPH-Insulinen wird mit der besser kontrollierten Freigabe aus dem subkutanen Depot begründet. Aufgrund des großen Überschusses an Bindungsstellen wird Detemir in Bindungsstudien durch Fettsäuren bzw. durch stark plasmaeiweißgebundene Arzneistoffe (Phenylbutazon, Warfarin, Diazepam, Sulfonylharnstoffe) nicht aus der Albuminbindung verdrängt. Acetylsalicylsäure und Ibuprofen senken die Affinität von Detemir zu Albumin, allerdings erst in Konzentrationen, die in vivo üblicherweise nicht erreicht werden [KURTZHALS et al. 1997]. Auch wenn die In-vitro-Untersuchungen nachdrücklich gegen ein Interaktionspotenzial sprechen, bleibt wegen des Fehlens von Langzeiterfahrungen ein Caveat. Weder Nieren- noch Leberinsuffizienz verändern die Pharmakokinetik von Insulin detemir in relevanter Weise [JACOBSEN et al. 2002]. Bemerkenswert ist, dass für Insulin detemir bei Typ-1-Diabetikern anders als unter NPH-Insulin keine Gewichtszunahme beobachtet wurde. Bei Typ-2-Diabetikern fällt die Gewichtszunahme unter Detemir moderater aus als unter NPH-Insulin [HAAK et al 2004, HERMANSEN et al. 2004]. Die Ursachen sind noch nicht befriedigend geklärt.

Auch wenn die Vorteile der kurzwirksamen Analoginsuline eher auf der Hand liegen, sind auch die analogen Verzögerungsinsuline eindeutig als eine Bereicherung des therapeutischen Arsenals anzusehen. Bei Patienten, die mit herkömmlichen Insulinen nicht befriedigend einzustellen sind, können Analoginsuline zu einer deutlichen Verbesserung der Stoffwechselsituation führen. Auf der anderen Seite ist jedoch eine generelle Umstellung weder erforderlich noch aus Kostengründen vertretbar. Die Indikation sollte daher stets individuell gestellt werden.

6.3.4 Mischinsuline

Kombinationsinsuline sind Mischungen eines Human-Altinsulins bzw. eines kurzwirksamen Analoginsulins mit einem NPH-verzögerten Human- oder Analoginsulin in einem fixen Mischungsverhältnis. Dagegen lassen sich mit zinkverzögerten Insulinen wegen der teilweisen Ausfällung des Altinsulinanteils keine stabilen Mischungen erzeugen. Die kommerziell verfügbaren Mischungsverhältnisse unterscheiden sich von Hersteller zu Hersteller, wobei bei den Handelspräparaten entweder nur oder bei der Angabe von Mischungsverhältnissen als erstes der Altinsulinanteil [Prozent] ausgewiesen ist (Ausnahme Huminsulin®).

- *Sanofi-Aventis*: Insuman® comb 15, 25, 50 (Altinsulinanteil 15, 25, 50 Prozent)
- *B. Braun/ratiopharm*: Insulin B. Braun ratiopharm® 30/70 (Altinsulinanteil 30 Prozent)

- *Berlin-Chemie*: Berlinsulin® H 30/70 (Altinsulinanteil 30 Prozent)
- *Lilly*: Huminsulin® profil III (Altinsulinanteil 30 Prozent), Humalog® Mix 25/50 (Analog-Altinsulinanteil 25 bzw. 50 Prozent)
- *NovoNordisk*: Actraphane® 10/20/30/40/50 (Altinsulinanteil 10, 20 30, 40, 50 Prozent), NovoMix® 30 (Analog-Altinsulinanteil 30 Prozent)

Der **Hauptvorteil** von Kombinationsinsulinen besteht in der Möglichkeit, Injektionen einzusparen. Die Fixkombination deckt sowohl den prandialen als auch den basalen Insulinbedarf für die nächsten 12 Stunden ab und ahmt so in grober Näherung die physiologischen Verhältnisse nach. Durch die verschiedenen Mischungsverhältnisse ist zumindest theoretisch eine individuelle Auswahl möglich. Kombinationsinsuline spielen traditionsgemäß eine große Rolle bei der Einleitung der Insulintherapie im Sekundär- oder Tablettenversagen, wenn eine maximal dosierte Behandlung mit oralen Antidiabetika keine befriedigende Stoffwechselkorrektur mehr erlaubt. Sie sind besonders attraktiv für den Patienten mit Spritzangst (weniger Injektionen!).

Diesem Vorteil stehen jedoch auch **Nachteile** gegenüber. Ein Problem ist der Zeitpunkt der abendlichen Gabe des Kombinationsinsulins. Ein reines Verzögerungsinsulin wird am besten spät, das heißt vor dem Zubettgehen gegeben, um dem physiologischen Verlauf des basalen Insulin-Bedarfs Rechnung zu tragen (gering in der ersten Nachthälfte, höher in den frühen Morgenstunden). Zur Abdeckung des prandialen Mehrbedarfs (morgens > mittags > abends) wäre eine Gabe des Mischinsulins vor dem Abendessen vorzuziehen. Dies setzt den Patienten jedoch ohne späte BE einem höheren Risiko nächtlicher Hypoglykämien in der ersten Nachthälfte (Verzögerungsinsulin voll wirksam) aus, die Wirkung am frühen Morgen ist dagegen oft unzureichend (Verzögerungsinsulinwirkung klingt ab, kontrainsulinäre Hormone hoch). Erschwert wird weiterhin die Dosisanpassung bei passager erhöhtem (Infekt) bzw. erniedrigtem Insulinbedarf (körperliche Aktivität). Hier ist die Korrektur mit Altinsulin besser steuerbar. Anders als bei der intensivierten, konventionellen Therapie (Basis-Bolus-Konzept) muss der Patient schließlich den Diät-Tagesplan sehr viel sorgfältiger einhalten, die BE-Zufuhr richtet sich stärker nach der Insulin-Dosis als umgekehrt.

Trotz des noch immer breiten Einsatzes überwiegen damit zumindest bei der alleinigen Behandlung mit Kombinationsinsulinen die Nachteile.

6.4 Insulinkonzentration

Dosis und Konzentration von Insulinzubereitungen werden traditionell noch immer in Einheiten (E) angegeben. Diese Gepflogenheit stammt aus einer Zeit, in der die Wirkung von Insulinen wegen der enthaltenen Verunreinigungen mittels Bioassays standardisiert werden musste. Eine Einheit ist die Insulinmenge, die den Blutzucker bei fastenden Kaninchen auf 45 mg/dl senkt. Bei reinen Human-Insulinzubereitungen entspricht 1 mg etwa 25 – 30 E [DAVIS & GRANNER 1995].

Insulinzubereitungen sind in Deutschland in zwei Konzentrationen im Handel.
- In der **Konzentration von 40 E / ml (U 40)** in Ampullen zur Mehrfachentnahme mit U40-Einmalspritzen (1 Ampulle zu 10 ml entspricht 400 E).
- In der **Konzentration von 100 E/ml (U 100)** in Zylinderampullen zur Verwendung in Pens bzw. in Insulin-Fertigpens (1 Zylinderampulle/1 Fertigpen zu 3 ml entspricht 300 E), in Zylinderampullen zur Verwendung in Insulinpumpen (1 Zylinderampulle zu 3.15 ml entspricht 315 E), in Ampullen zur Mehrfachentnahme mit U100-Einmalspritzen bzw. zum Befüllen von Insulinpumpen (1 Ampulle zu 10 ml entspricht 1000 E).

Die Verfügbarkeit zweier Insulinkonzentrationen birgt ein **Verwechslungsrisiko beim Paralleleinsatz beider Präparate** (U100-Pen-Insuline + Insulin Novo Semilente U40 bzw. Monotard U40, Ultratard U40) **bzw. bei der Umstellung von U40- auf U100-Insuline**. In beiden Fällen sind die Patienten auf das besondere Risiko hinzuweisen. Die jeweiligen Insuline dürfen nur mit den dafür vorgesehenen Einmalspritzen bzw. Applikationshilfen angewandt werden (vgl. Insulinapplikation, Kap. 6.4.4.1 bzw. 6.4.4.3). Da Insulin in vielen Ländern auch des europäischen Auslands nur in der Konzentration U100 im Handel ist, **muss bei Urlaubsreisen ein ausreichender Vorrat** des Insulins mitgeführt werden. Für den Fall eines möglichen Verlustes sind Vorkehrungen zu treffen (Vorgehensweise durchsprechen).

Tab. 11: *Insulin-Arten [Rote Liste 2005]*

Insulingruppe	Name	Hersteller	Form	Konz.	Darreichungsform	Anmerkungen
Tierische Insuline (Rinder-Insulin – nicht mehr verfügbar, Schweine-Insulin)						
Verzögerungs-Insulin	Insulin Novo Semilente MC	Novo-Nordisk	Susp.	U 40	Ampullen (5 x 10 ml)	Suspension: Intermediär-wirksames Zinkinsulin (Wirkdauer max. 24 h), spätes Maximum
Humaninsuline (Enzymatisch hergestellt aus Schweine-Insulin)						
Normal/Altinsulin	Insulin B. Braun ratiopharm Rapid 40 I.E./ml	Braun/ratiopharm	Lsg.	U 40	Ampullen (5 x 10 ml)	Lösung
Normal/Altinsulin	Insulin B. Braun ratiopharm Rapid 100 I.E./ml	Braun/ratiopharm	Lsg.	U 100	Zylinderampullen (5 x 3 ml, 10 x 3 ml)	Lösung
Verzögerungs-Insulin	Insulin B. Braun ratiopharm Basal 40 I.E./ml	Braun/ratiopharm	Susp.	U 40	Ampullen (5 x 10 ml)	Suspension: Intermediär wirksames NPH-Insulin (Wirkdauer max. 24 h)
Verzögerungs-Insulin	Insulin B Braun ratiopharm Basal 100 I.E./ml	Braun/ratiopharm	Susp.	U 100	Zylinderampullen (5 x 3 ml, 10 x 3 ml)	Suspension: Intermediär wirksames NPH-Insulin (Wirkdauer max. 24 h)
Mischinsulin	Insulin B. Braun ratiopharm Comb 30/70, 40 I.E./ml	Braun/ratiopharm	Susp.	U 40	Ampullen (5 x 10 ml)	Suspension: Isophane Mischung aus Human-Altinsulin 30% und Intermediär wirksamem NPH-Insulin 70% (Wirkdauer max. 24 h)
Mischinsulin	Insulin B. Braun ratiopharm Comb 30/70, 100 I.E./ml	Braun/ratiopharm	Susp.	U 100	Zylinderampullen (5 x 3 ml, 10 x 3 ml)	Suspension: Isophane Mischung aus Human-Altinsulin 30% und Intermediär wirksamem NPH-Insulin 70% (Wirkdauer max. 24 h)

Tab. 11: *Fortsetzung*

Insulingruppe	Name	Hersteller	Form	Konz.	Darreichungsform	Anmerkungen
Humaninsuline: Gentechnisch hergestellt						
Normal/Altinsulin	Actrapid 40 I.E./ml	Novo-Nordisk	Lsg.	U 40	Ampullen (5 x 10 ml)	Lösung. Gentechnisch hergestellt (Saccharomyces cerevisiae)
Normal/Altinsulin	Actrapid Penfill 100 I.E./ml	Novo-Nordisk	Lsg.	U 100	Zylinderampullen (5 x 3ml, 10 x 3 ml)	Lösung. Gentechnisch hergestellt (Saccharomyces cerevisiae)
Normal/Altinsulin	Actrapid NovoLet 100 I.E./ml	Novo-Nordisk	Lsg.	U 100	Fertigpen (Einweg) (5 x 3 ml, 10 x 3 ml)	Lösung. Gentechnisch hergestellt (Saccharomyces cerevisiae)
Normal/Altinsulin	Actrapid InnoLet 100 I.E./ml	Novo-Nordisk	Lsg.	U 100	Fertigpen (Einweg) (5 x 3ml, 10 x 3 ml)	Lösung. Gentechnisch hergestellt (Saccharomyces cerevisiae)
Normal/Altinsulin	Berlinsulin H Normal 3 ml Pen	Berlin-Chemie	Lsg.	U 100	Zylinderampullen (5 x 3 ml, 10 x 3 ml)	Lösung: Gentechnisch hergestellt (E.coli K12)
Normal/Altinsulin	Huminsulin Nomal 40	Lilly	Lsg.	U 40	Ampullen (5 x 10 ml)	Lösung; Gentechnisch hergestellt (E.coli K12)
Normal/Altinsulin	Huminsulin Nomal 100	Lilly	Lsg.	U 100	Ampullen (5 x 10 ml)	Lösung; Gentechnisch hergestellt (E.coli K12)
Normal/Altinsulin	Huminsulin Nomal für Pen 3 ml	Lilly	Lsg.	U 100	Zylinderampullen (5 x 3 ml, 10 x 3 ml)	Lösung; Gentechnisch hergestellt (E.coli K12)
Normal-/Altinsulin Pumpeninsulin	Insuman Infusat 100 I.E./ml in Durchstechlasche	Sanofi-Aventis	Lsg.	U 100	Ampullen (3 x 10 ml)	Lösung: Gentechnisch herzgestellt (E.coli), Pumpeninsulin stabilisiert mit Poloxamer = Polyethylen-polypropylenglycol)
Normal-/Altinsulin Pumpeninsulin	Insuman Infusat 100 I.E./ml in Patronen	Sanofi-Aventis	Lsg.	U 100	Patronen (5 x 3,15 ml)	Lösung; Gentechnisch hergestellt (E.coli), Pumpeninsulin stabilisiert mit Poloxamer = Polyethylen-polypropylenglycol)

Tab. 11: *Fortsetzung*

Insulingruppe	Name	Hersteller	Form	Konz.	Darreichungsform	Anmerkungen
Normal-/Altinsulin	Insuman Rapid 40 I.E./ml	Sanofi-Aventis	Lsg.	U 40	Ampullen (5 x 10 ml)	Lösung: Gentechnisch hergestellt (E.coli)
Normal-/Altinsulin	Insuman Rapid 100 I.E./ml	Sanofi-Aventis	Lsg.	U 100	Zylinderampullen (5 x 3 ml, 10 x 3 ml)	Lösung: Gentechnisch hergestellt (E.coli)
Normal-/Altinsulin	Insuman Rapid 100 I.E./ml OptiSet	Sanofi-Aventis	Lsg.	U 100	Fertigpen (Einweg) (5 x 3 ml, 10 x 3ml)	Lösung: Gentechnisch hergestellt (E.coli)
Normal-/Altinsulin Pumpeninsulin	Velosulin 100 I.E./ml	Novo-Nordisk	Lsg.	U 100	Ampullen (1 x 10 ml, 5 x 10 ml)	Lösung: Gentechnisch hergestellt (Saccharomyces cerevisiae), Pumpeninsulin ohne Stabilisatorzusatz. In der Pumpe nicht mit anderen Insulinen mischen (Verstopfungsgefahr)
Verzögerungs-Insulin	Berlinsulin H Basal 3 ml	Berlin-Chemie	Susp.	U 100	Zylinderampullen (5 x 3 ml, 10 x 3 ml)	Suspension: Intermediär wirksames NPH-Insulin (gentechnisch hergestellt mit E. coli K12)
Verzögerungs-Insulin	Huminsulin Basal (NPH) 40	Lilly	Susp.	U 40	Ampullen (5 x 10 ml)	Suspension: Intermediär wirksames NPH-Insulin (gentechnisch hergestellt mit E. coli K12)
Verzögerungs-Insulin	Huminsulin Basal (NPH) 100	Lilly	Susp.	U 100	Ampullen (5 x 10 ml)	Suspension: Intermediär wirksames NPH-Insulin (gentechnisch hergestellt mit E. coli K12)
Verzögerungs-Insulin	Huminsulin Basal (NPH) für Pen 3 ml	Lilly	Susp.	U 100	Zylinderampullen (5 x 3 ml, 10 x 3 ml)	Suspension: Intermediär wirksames NPH-Insulin (gentechnisch hergestellt mit E. coli K12)
Verzögerungs-Insulin	Huminsulin Basal-pen (NPH) Fertig	Lilly	Susp.	U 100	Fertigpen (Einweg) (5 x 3 ml, 10 x 3ml)	Suspension: Intermediär wirksames NPH-Insulin (gentechnisch hergestellt mit E. coli K12)

Tab. 11: *Fortsetzung*

Insulingruppe	Name	Hersteller	Form	Konz.	Darreichungsform	Anmerkungen
Verzögerungs-Insulin	Insuman Basal 40 I.E./ml	Sanofi-Aventis	Susp.	U 40	Ampullen (5 x 10 ml)	Suspension: Intermediär wirksames NPH-Insulin (gentechnisch hergestellt mit E. coli)
Verzögerungs-Insulin	Insuman Basal 100 I.E./ml	Sanofi-Aventis	Susp.	U 100	Zylinderampullen (5 x 3 ml, 10 x 3 ml)	Suspension: Intermediär wirksames NPH-Insulin (gentechnisch hergestellt mit E. coli)
Verzögerungs-Insulin	Insuman Basal 100 I.E./ml OptiSet	Sanofi-Aventis	Susp.	U 100	Fertigpen (Einweg) (5 x 3 ml, 10 x 3 ml)	Suspension: Intermediär wirksames NPH-Insulin (gentechnisch hergestellt mit E. coli)
Verzögerungs-Insulin	Protaphane 40 I.E./ml	Novo-Nordisk	Susp.	U 40	Ampullen (5 x 10 ml)	Suspension: Intermediär wirksames NPH-Insulin (gentechnisch hergestellt mit Saccharomyces cerevisiae)
Verzögerungs-Insulin	Protaphane 100 I.E./ml Penfill	Novo-Nordisk	Susp.	U 100	Zylinderampullen (5 x 3 ml, 10 x 3 ml)	Suspension: Intermediär wirksames NPH-Insulin (gentechnisch hergestellt mit Saccharomyces cerevisiae)
Verzögerungs-Insulin	Protaphane 100 I.E./ml FlexPen	Novo-Nordisk	Susp.	U 100	Fertigpen (Einweg) (5 x 3 ml, 10 x 3 ml)	Suspension: Intermediär wirksames NPH-Insulin (gentechnisch hergestellt mit Saccharomyces cerevisiae)
Verzögerungs-Insulin	Monotard 40 I.E./ml	Novo-Nordisk	Susp.	U 40	Ampullen (1 x 10 ml)	Suspension: Intermediär wirksames, zinkverzögertes Insulin, Mischung aus amorphen und kristallinen Partikeln 3:7 (gentechnisch hergestellt mit Saccharomyces cerevisiae)
Verzögerungs-Insulin	Ultratard 40 I.E./ml	Novo-Nordisk	Susp.	U 40	Ampullen (1 x 10 ml)	Suspension: Langwirksames, zinkverzögertes Insulin, kristallin (gentechnisch hergestellt mit Saccharomyces cerevisiae),

Tab. 11: *Fortsetzung*

Insulingruppe	Name	Hersteller	Form	Konz.	Darreichungsform	Anmerkungen
Mischinsuline	Actraphane 30, 40 I.E./ml	Novo-Nordisk	Susp.	U 40	Ampullen (5 x 10 ml)	Suspension: Isophane Mischung aus Human-Altinsulin 30% und NPH-Insulin 70% (gentechnisch hergestellt mit Saccharomyces cerevisiae)
Mischinsuline	Actraphane 10/20/30/40/50 100 I.E./ml Penfill	Novo-Nordisk	Susp.	U 100	Zylinderampullen (5 x 3ml, 10 x 3 ml)	Suspension: Isophane Mischung aus Human-Altinsulin 10/20/30/40/50% und NPH-Insulin 90/80/70/60/50% (gentechnisch hergestellt mit Saccharomyces cerevisiae)
Mischinsuline	Actraphane 10/20/30/40/50 100 I.E./ml NovoLet	Novo-Nordisk	Susp.	U 100	Fertigpen (Einweg) (5 x 3ml, 10 x 3 ml)	Suspension: Isophane Mischung aus Human-Altinsulin 10/20/30/40/50% und NPH-Insulin 90/80/70/60/50% (gentechnisch hergestellt mit Saccharomyces cerevisiae)
Mischinsuline	Actraphane 30, 100 I.E./ml InnoLet	Novo-Nordisk	Susp.	U 100	Fertigpen (Einweg) (5 x 3ml, 10 x 3 ml)	Suspension: Isophane Mischung aus Human-Altinsulin 30% und NPH-Insulin 70% (gentechnisch hergestellt mit Saccharomyces cerevisiae)
Mischinsulin	Berlinsulin H 30/70 3 ml Pen	Berlin-Chemie	Susp.	U 100	Zylinderampullen (5 x 3 ml, 10 x 3 ml)	Suspension: Isophane Mischung aus Human-Altinsulin 30% und NPH-Insulin 70% (gentechnisch hergestellt mit E. coli K12)
Mischinsulin	Huminsulin Profil III 40	Lilly	Susp.	U 40	Ampullen (5 x 10 ml)	Suspension: Isophane Mischung aus Human-Altinsulin 30% und NPH-Insulin 70% (gentechnisch hergestellt mit E. coli K12)
Mischinsulin	Huminsulin Profil III für Pen 3 ml	Lilly	Susp.	U 100	Zylinderampullen (5 x 3 ml, 10 x 3 ml)	Suspension: Isophane Mischung aus Human-Altinsulin 30% und NPH-Insulin 70% (gentechnisch hergestellt mit E. coli K12)

Tab. 11: *Fortsetzung*

Insulingruppe	Name	Hersteller	Form	Konz.	Darreichungsform	Anmerkungen
Mischinsulin	Insuman Comb 25/50, 40 I.E.	Sanofi-Aventis	Susp.	U 40	Ampullen (5 x 10 ml)	Suspension: Isophane Mischung aus Human-Altinsulin 25/50% und NPH-Insulin 75/50% (gentechnisch hergestellt mit E. coli)
Mischinsulin	Insuman Comb 15/25/50 40 I.E.	Sanofi-Aventis	Susp.	U 100	Zylinderampullen (5 x 3 ml, 10 x 3 ml)	Suspension: Isophane Mischung aus Human-Altinsulin 15/25/50 % und NPH-Insulin 85/75/50% (gentechnisch hergestellt mit E. coli)
Mischinsulin	Insuman Comb 15/25/50 40 I.E. OptiSet	Sanofi-Aventis	Susp.	U 100	Fertigpen (Einweg) (5 x 3 ml, 10 x 3 ml)	Suspension: Isophane Mischung aus Human-Altinsulin 15/25/50 % und NPH-Insulin 85/75/50 % (gentech/nisch hergestellt mit E. coli)

Insulin-Analoga

Insulin aspart (Analog-Insulin mit kurzanhaltender Wirkung [2 – 5 Stunden])

Insulingruppe	Name	Hersteller	Form	Konz.	Darreichungsform	Anmerkungen
Analoges Normal-/Altinsulin	NovoRapid 100E/ml	NovoNordisk	Lsg.	U 100	Ampullen (5 x 10 ml)	Lösung. Gentechnisch hergestellt (Saccharomyces cerevisiae)
Analoges Normal-/Altinsulin	NovoRapid 100E/ml Penfill	NovoNordisk	Lsg.	U 100	Zylinderampullen (5 x 3 ml, 10 x 3 ml)	Lösung. Gentechnisch hergestellt (Saccharomyces cerevisiae)
Analoges Normal-/Altinsulin	NovoRapid 100E/ml FlexPen	NovoNordisk	Lsg.	U 100	Fertigpen (Einweg) (5 x 3 ml, 10 x 3 ml)	Lösung. Gentechnisch hergestellt (Saccharomyces cerevisiae)
Mischinsulin	NovoMix 30 100 E/ml Penfill	Novo-Nordisk	Susp.	U 100	Zylinderampullen (5 x 3 ml, 10 x 3 ml)	Suspension: Isophane Mischung aus Analog-Altinsulin 30% und NPH-verzögertem Analog-Altinsulin 70%, gentechnisch hergestellt (Saccharomyces cerevisiae)

Tab. 11: *Fortsetzung*

Insulingruppe	Name	Hersteller	Form	Konz.	Darreichungsform	Anmerkungen
Mischinsulin	NovoMix 30 100 E/ml FlexPen	Novo-Nordisk	Susp.	U 100	Fertigpen (Einweg) (5 x 3 ml, 10 x 3 ml)	Suspension: Isophane Mischung aus Analog-Altinsulin 30% und NPH-verzögertem Analog-Altinsulin 70%, gentechnisch hergestellt (Saccharomyces cerevisiae)
Insulin glulisin (Analog-Insulin mit kurzanhaltender Wirkung [2 – 5 Stunden])						
Analoges Normal-/ Altinsulin	Apidra 100 E/ml	Sanofi-Aventis	Lsg.	U 100	Ampulle (1 x 10 ml)	Lösung. Gentechnisch hergestellt (E.coli)
Analoges Normal-/ Altinsulin	Apidra 100 E/ml	Sanofi-Aventis	Lsg.	U 100	Zylinderampullen (3 x 3, 6 x 3, 9 x 3 ml)	Lösung. Gentechnisch hergestellt (E.coli)
Analoges Normal-/ Altinsulin	Apidra 100 E/ml	Sanofi-Aventis	Lsg.	U 100	Fertigpen (Einweg) (3 x 3, 6 x 3, 9 x 3 ml)	Lösung. Gentechnisch hergestellt (E.coli)
Insulin lispro (Analog-Insulin mit kurzanhaltender Wirkung [2 – 5 Stunden]						
Analoges Normal-/ Altinsulin	Humalog 100 E/ml	Lilly	Lsg.	U 100	Ampullen (1 x 10 ml, 5 x 10 ml)	Lösung. Gentechnisch hergestellt (E.coli K12)
Analoges Normal-/ Altinsulin	Humalog 100 E/ml	Lilly	Lsg.	U 100	Zylinderampullen (5 x 3 ml, 10 x 3 ml)	Lösung. Gentechnisch hergestellt (E.coli K12)
Analoges Normal-/ Altinsulin	Humalog 100 E/ml	Lilly	Lsg.	U 100	Fertigpen (Einweg) (5 x 3 ml, 10 x 3 ml)	Lösung. Gentechnisch hergestellt (E.coli K12)
Mischinsuline	Humalog Mix 25/50 100 E/ml	Lilly	Susp.	U 100	Zylinderampullen (5 x 3 ml, 10 x 3 ml)	Suspension: Isophane Mischung aus Analog-Altinsulin 25/50% und NPH-verzögertem Analog-Altinsulin 75/50%, gentechnisch hergestellt (E.coli K12)

Tab. 11: *Fortsetzung*

Insulingruppe	Name	Hersteller	Form	Konz.	Darreichungsform	Anmerkungen
Mischinsuline	Humalog Mix 25/50 100 E/ml	Lilly	Susp.	U 100	Fertigpen(Einweg) (5 x 3 ml, 10 x 3 ml)	Suspension: Isophane Mischung aus Analog-Altinsulin 25/50% und NPH-verzögertem Analog-Altinsulin 75/50%, gentechnisch hergestellt (E.coli K12)
Insulin detemir (Analog-Insulin mit intermediärer Wirkung [< 24 Stunden])						
Analoges Verzögerungs-Insulin	Levemir 100 E/ml Penfill	Novo-Nordisk	Lsg.	U 100	Zylinderampulle (5 x 3 ml, 10 x 3 ml)	Neutrale Lösung. Gentechnisch hergestellt (Saccharomyces cerevisiae)
Analoges Verzögerungs-Insulin	Levemir 100 E/ml FexPen	Novo-Nordisk	Lsg.	U 100	Fertigpen (Einweg) (5 x 3 ml, 10 x 3 ml)	Neutrale Lösung. Gentechnisch hergestellt (Saccharomyces cerevisiae)
Insulin glargin (Analog-Insulin mit langanhaltender Wirkung [24 Stunden])						
Analoges Verzögerungs-Insulin	Lantus 100 I.E./ml	Sanofi-Aventis	Lsg.	U 100	Ampulle (1 x 10 ml)	Saure Lösung. Gentechnisch hergestellt (E. coli)
Analoges Verzögerungs-Insulin	Lantus 100 I.E./ml Patrone	Sanofi-Aventis	Lsg.	U 100	Zylinderampullen (3 x 3, 6 x 3, 9 x 3 ml)	Saure Lösung. Gentechnisch hergestellt (E. coli)
Analoges Verzögerungs-Insulin	Lantus 100 I.E./ml OptiSet	Sanofi-Aventis	Lsg.	U 100	Fertigpen (Einweg) (3 x 3, 6 x 3, 9 x 3 ml)	Saure Lösung. Gentechnisch hergestellt (E. coli)

Literatur

AMMON, H. P. T., HÄRING H. U., KELLERER, M. et al. (2000): Antidiabetika. Diabetes mellitus und Pharmakotherapie. 2. Auflage. Stuttgart, WVG.

BRUNELLE, R. L., GALE E. A. M., LLEWELYN, J. et al. (1998): Meta-analysis of the effect of insulin lispro on severe hypoglycemia in patients with type 1 diabetes. *Diabetes Care* 21: 1726–1731.

BRUTTOMESSO, D., PIANTA, A., MARI, A. et al. (1999): Restoration of early rise in plasma insulin levels improves the glucose tolerance of type 2 diabetic patients. *Diabetes* 48: 99–105

DAVIS, S. N. & GRANNER, D. K. (1995): Insulin, oral hypoglycemic agents, and the pharmacology of the endocrine pancreas. In: HARDMAN, J. G., LIMBIRD, L. E., MOLINOFF, P. B. et al. (Eds.): Goodman & Gilman's The pharmacological basis of therapeutics. 9th ed. New York. St. Louis, San Francisco McGraw-Hill. 1487–1517.

DINGERMANN, T. (1999): Gentechnik. Biotechnik. Stuttgart: WVG.

FEINGLOS, M. N., THACKER C. H., ENGLISH, J. et al. (1997): Modification of postprandial hyperglycemia with insulin lispro improves glucose control in patients with type 2 diabetes. *Diabetes Care* 22: 459–462.

FORST, T. (2001): Schnell wirkende Insulinanaloga. In: DINGERMANN, T., MUTSCHLER, E. Hrsg. (2001): Insuline II. *Pharmazie in unserer Zeit* 30 (2): 115–124.

HAAK, T., TIENGO, A., DRAEGER, E. et al. (2004): Lower within-subject variability of fasting blood glucose and reduced weight gain with insulin detemir compared to NPH insulin in patients with type 2 diabetes. *Diabetes,Obesity and Metabolism* 7: 56–64.

HEISE, T. et al. (2003) *Diabetes* 52 (Suppl.1) A121.

HERMANSEN, K., DEREZINSKI, T., KIM, H. et al. (2004): Treatment with insulin detemir in combination with oral agents is associated with less risk of hypoglycaemia and less weight gain than NPH insulin at comparable levels of glycaemic improvement in people with type 2 diabetes. *Diabetologia* 47 (Suppl. 1): A273.

JACOBSEN, L. V., POPESCU, G., PLUM, A- (2002): Pharmacokinetics of insulin detemir in subjects with renal or hepatic impairment. *Diabetes* 51 (Suppl. 2): 413.

KURTZHALS, P., HAVELUND, S., JONASEN, I. B. et al. (1997): Effect of fatty acids and selected drugs on the albumine binding of a long-acting, acylated insulin analogue. *J. Pharm. Sci.* 86(12): 1365–1368.

LALLI, C., CIOFETTA, M., DEL SINDCAPO, P. et al. (1999): Long-term intensive treatment of type 1 diabetes with the short acting insulin analogue lispro in variable combination with NPH-insulin in mealtime. *Diabetes Care* 22: 468–477.

LILL, N. (2001): Insulinformulierungen. *Pharmazie in unserer Zeit* 30 (1): 56–61.

ROSENSTOCK, J., SCHWARTZ, S. L., CLARC, C. M. JR. et al. (2001): Basal insulin therapy in type 2 diabetes: a 28-week comparison of insulin glargine (HOE 901) and NPH-insulin. *Diabetes Care* 24: 631–636.

SCHUBERT-ZSILAVECZ, M., WURGLICS, M. (2001): Insulin glargin – ein langwirksames Insulinanalogon. *Pharmazie in unserer Zeit* 30 (2): 125–130.

TUOMINEN, J. A., KARONEN, S. L., MELAMIES, L. et al. (1995): Exercise-induced hypoglycaemia in IDDM patients treated with a short acting insulin analogue. *Diabetologia* 38: 106–111.

ZÜNDORF, I., DINGERMANN, T. (2001): Vom Rinder-, Schweine-, Pferdeinsulin zum Humaninsulin. Die biotechnische und gentechnische Insulin-Herstellung. *Pharmazie in unserer Zeit* 30 (1): 27–33.

6.5 Indikationen, Kontraindikationen, Nebenwirkungen und Wechselwirkungen von Insulin

6.5.1 Insulin bei Typ-2-Diabetes

Aufgrund der Insulinresistenz und der Störung der frühen Phase der Insulinsekretion besteht beim Typ-2-Diabetiker in erster Linie ein prandiales Insulin-Defizit. Die UKPD-Studie [UKPDS 1998] hat die prinzipielle Gleichwertigkeit blutzuckersenkender Therapieprinzipien (Sulfonylharnstoff, Metformin, Insulin) bei der Senkung der Blutzucker- bzw. HbA1$_c$-Werte demonstriert. Dennoch ist eine frühzeitige Insulin-Monotherapie beim Typ-2-Diabetes in der Regel keine gängige Option.

Insulin kann bei Typ-2-Diabetikern passager oder dauerhaft eingesetzt werden.

- Eine **passagere Insulin-Therapie** ist indiziert im Rahmen von Operationen oder schweren Erkrankungen, bei Gestationsdiabetes oder schwangeren Typ-2-Diabetikerinnen, jeweils bei Versagen/unzureichender Wirkung einer Diätbehandlung.
- Eine **kontinuierliche Insulin-Therapie** ist indiziert, wenn Diät/Bewegung allein bzw. in Kombination mit oralen Antidiabetika keine befriedigende Stoffwechselführung bewirken. Ferner bei Vorliegen einer Kontraindikation gegenüber oralen Antidiabetika bzw. bei manifesten, makro- bzw. mikroangiopathischen Diabetesfolgen (Evidenz einer Risikoreduktion durch Insulintherapie unzureichend).

Insulin kann bei Typ-2-Diabetikern in Form verschiedener Therapieschemata eingesetzt werden (vgl. Kap. 7). Als Add-on zu einer maximal dosierten Behandlung mit oralen Antidiabetika (Verzögerungsinsulin oder Mischinsulin 1- bis 2-mal täglich), als Alternative zu einer Therapie mit oralen Antidiabetika (Mischinsulin 2-mal täglich. oder besser Basis-Bolus-Therapie).

Eine Insulintherapie muss wegen des erhöhten Hypoglykämierisikos stets von einer Blutzuckerselbstkontrolle begleitet werden. Voraussetzung ist eine strukturierte Schulung des Patienten.

6.5.2 Kontraindikationen/Warnhinweise

Ein **Insulineinsatz ist kontraindiziert** bei Überempfindlichkeit/Allergie gegenüber dem Wirkstoff (bei entsprechender Indikation muss eine Hyposensibilisierung durchgeführt werden). Insulin darf bei Hypoglykämie nicht gegeben werden. Insulin und Insulin-Sensitizer dürfen nicht miteinander kombiniert werden.

Der **Insulineinsatz muss** bei Zuständen, die zu einer Steigerung bzw. Senkung des Insulinbedarfs führen, **vorsichtig erfolgen.**

Der Insulinbedarf ist vermindert (auf Basis gesteigerter Insulin-Empfindlichkeit bzw. verlangsamter Biotransformation, Elimination) *bei*
*   Schilddrüsenunterfunktion (Hypothyreose)
*   verminderter Bereitstellung von Nahrungskohlenhydraten (Diarrhö, Nausea/Emesis, Malabsorption, Gastroparese)
*   Nieren- bzw. Leberinsuffizienz (Insulin-Clearance↓)
*   körperlicher Aktivität, Sport (Insulin-Empfindlichkeit↑)

Der Insulinbedarf ist erhöht bei
*   Schilddrüsenüberfunktion (Hyperthyreose)
*   Infektionskrankheiten mit/ohne Fieber
*   Operationen bzw. Verletzungen

Schwangerschaft: Insulin ist in der Schwangerschaft sicher und bei geplanter Schwangerschaft bzw. bei Gestationsdiabetes Antidiabetikum der Wahl. Zuvor mit oralen Antidiabetika behandelte Frauen müssen drei Monate vor der Schwangerschaft auf Insulin umgestellt werden.

6.5.3 Unerwünschte Wirkungen

*   **Kardiovaskuläre Nebenwirkungen:** Im Rahmen einer Hypoglykämie treten als Folge einer Adrenalinliberation Tachykardien auf. Seltener kann es zu EKG-Veränderungen (vorzeitige ventrikuläre Kontraktionen, Arrhythmien) kommen. Theoretisch besteht bei Hypoglykämien ein erhöhtes Risiko von Angina-pectoris-Komplikationen, schlüssige Daten fehlen.
*   **Endokrinologisch-metabolische Nebenwirkungen: Gewichtszunahme** Bei der UKPD-Studie betrug die durchschnittliche Gewichtszunahme 4 kg über einen Zeitraum von 10 Jahren (vs. konventionell, d. h. mit Diät behandelte Gruppe). Unter Sulfonylharnstoffen betrug die Zunahme 2,5 kg. Die Gewichtszunahme ist größer bei intensiviert eingestellten Diabetikern als bei konventioneller Insulintherapie [DCCT 1995]. Ursächlich für die Gewichtszunahme ist einmal die Natrium- und flüssigkeitsretinierende Wirkung von Insulin, zum anderen eine Zunahme des Köperfetts. An der Gewichtszunahme sind auch sekundäre Phänomene beteiligt. So sind bei Therapie mit langwirksamen Insulinen bzw. Sulfonylharnstoffen öfter Zwischenmahlzeiten zur Vermeidung interprandialer Hypoglykämien erforderlich, die in die Kalorienbilanz eingehen.

- **Endokrinologisch-metabolische Nebenwirkungen: Hypoglykämien:** Hypoglykämien sind die häufigste und auch die schwerwiegendste Nebenwirkung einer Insulintherapie. Das Risiko schwerer Hypoglykämien wird mit 2,3 pro Patientenjahr angegeben und liegt damit höher als unter Sulfonylharnstoffen [UKPDS 1998]. Bei einer retrospektiven Untersuchung in Tennessee bei über 65-jährigen Patienten betrug die Inzidenz schwerer Hypoglykämien unter Sulfonylharnstoffen 1,23, unter Insulin 2,76 und unter einer Kombinationstherapie aus Insulin und Sulfonylharnstoffen 3,38 [SHORR et al. 1997]. Bei normnaher Stoffwechseleinstellung treten durchschnittlich 1 bis 2 leichte Hypoglykämien pro Woche auf, eine vergleichbar große Zahl asymptomatischer Hypoglykämien. Die Häufigkeit schwerwiegender Hypoglykämien (Fremdhilfe erforderlich) beträgt ca. 2/Jahr, Hypoglykämien mit Bewusstseinsverlust ca. 3/40 Patientenjahren [HAUPT 2002]. Nächtliche Hypoglykämien verlaufen oft unbemerkt und korrelieren mit der Phase der höchsten Insulinwirksamkeit in der ersten Nachthälfte (Schlafqualität schlecht, Patient nass geschwitzt). Zur Objektivierung um 1 bis 3 Uhr morgens BZ messen, abendliches Verzögerungsinsulin möglichst spät spritzen und späte BE vor dem Zubettgehen.

  Risikofaktoren für eine insulinbedingte Hypoglykämie sind straffe Stoffwechselführung, intensivierte Insulintherapie, hohes Alter, Kombination mit oralen Antidiabetika (Sulfonylharnstoffe) bzw. anderen interaktionsrelevanten Arzneimitteln. **Häufige Auslöser** für eine Hypoglykämie sind Diätfehler (Mahlzeiten verschoben, weggelassen), körperliche Aktivität, Dosierungs- bzw. Spritzfehler (versehentliche intramuskuläre Gabe bei zu großer Kanülenlänge, Spritzen ohne Hautfalte, hyperämisierende Einflüsse nach Injektion).

  Hypoglykämie-Wahrnehmungsstörungen: Im Verlauf der Patientengeschichte kommt es vielfach zu einer fortschreitenden Abnahme der adrenergen Gegenregulation (Tachykardie, Hyperhidrosis, Tremor) und zu einer Zunahme der neuroglykopenischen Hypoglykämiesymptome (Seh-, Sprachstörungen, Automatismen, psychische Auffälligkeiten). Auch im Rahmen einer autonomen Neuropathie bzw. bei langfristig normnaher Blutzuckerkontrolle (Pumpentherapie) kann die Hypoglykämie-Wahrnehmung beeinträchtigt sein. Umgekehrt kann nach Phasen anhaltender Hyperglykämie auch ein moderater Abfall als vermeintliche Hypoglykämie wahrgenommen werden.

  Behandlung: In der Regel zunächst Objektivierung durch BZ-Messung. Je nach Stoffwechselsituation bei leichter Hypoglykämie Traubenzucker in fester oder gelöster Form (Säfte, Cola, Jubin®). Bei bewusstseinsgetrübten oder bewusstlosen Patienten Arzt rufen (alternativ soweit vorhanden: Glucagon i.m./s.c. [Glucagen Hypokit®]: Nach Wiedererlangen des Bewusstseins sofort Traubenzucker zuführen).

- **Ophthalmologische Nebenwirkungen: Visusveränderungen** sind insbesondere im Rahmen der Aufnahme einer Insulintherapie möglich. Glucose kann frei in den Bulbus diffundieren und sich bei Hyperglykämie in der Linse anreichern. Über einen modifizierten Wassergehalt ändert sich allmählich das Refraktionvermögen. Bei rascher Blutzuckersenkung unter Insulin sind passagere, meist selbst limitierende Störungen der Sehschärfe möglich. Sowohl rasche Blutzuckersenkungen als auch Hypoglykämien erhöhen das Risiko einer **Progression proliferativer Retinopathien.** Die Arzneimittelkommission der deutschen Ärzteschaft hat im Jahr 2002 vor einer erhöhten Zahl von Verdachtsfällen (!) vitrealer bzw. retinaler Blutungen unter dem langwirksamen Analoginsulin Glargin (Lantus®) gewarnt. Dieser Sachverhalt ist mit raschen Blutzuckersenkungen oder insulin-induzierten Hypoglykämien gerade für das langwirksame, in seinem Blutspiegelverlauf kaum Schwankungen unterliegende Verzögerungsinsulin schwer zu erklären. Diskutiert wird ein Effekt der stärkeren Bindung von Glargin an den IGF (insulin-like-growth-factor)-Rezeptor. IGF fördert tierexperimentell die Progression der Retinopathie. Die Ergebnisse einer aktuellen Vergleichsstudie mit NPH-Insulin stehen noch aus. Bis zum Vorliegen harter klinischer Daten ist ein Kausalzusammenhang nicht zu belegen.

Pharmazeutische Betreuung: Hypoglykämie

Bei jeder Hypoglykämie-Episode muss eine nachträgliche *Ursachen-Analyse* vorgenommen werden, um vergleichbare Akutkomplikationen in Zukunft vermeiden zu können. Hypoglykämien müssen deshalb im Diabetes-Tagebuch protokolliert (Schweregrad, Maßnahmen) und beim nächsten Arztbesuch besprochen werden. Diabetiker-Ausweise mitführen (gut sichtbar im Geldbeutel, in der Brieftasche). Auch der Apotheker ist ein wichtiger Ansprechpartner. Im Rahmen der Gerätewartung (vgl. Insulinapplikation) soll nicht nur die Kanülenlänge kontrolliert (noch angemessen?), sondern auch gezielt nach möglichen Hypoglykämien gefragt werden (Wie oft? Womit zu behandeln? Womit nicht?). Wichtigste vorbeugende Maßnahmen sind Schulung und angemessen häufige BZ-Kontrollen (insbesondere bei Wahrnehmungsstörungen). Bei älteren, alleinstehenden Diabetikern ist zu prüfen, ob die Patienten zu einem Selbstmanagement von Akutkomplikationen noch in der Lage sind (Rufbereitschaft?). Bei Patienten mit Glucagon-Spritze muss sichergestellt werden, dass die Haltbarkeit regelmäßig kontrolliert wird und Angehörige, Arbeitskollegen mit der korrekten Handhabung vertraut sind.

- **Mögliches Krebsrisiko von Analog-Insulinen**: Sicherheitsbedenken gegenüber Analog-Insulinen (Glargin etc.) mit einer höheren Affinität zum IGF-Rezeptor werden mit tierexperimentellen Daten begründet. IGF-1 wirkt in Tumorzelllinien bzw. im Tierversuch als Mitogen, es kann das Wachstum bestimmter Tumoren fördern. Über diese präklinischen Verdachtsmomente hinaus gibt es jedoch keine schlüssigen Belege, dass der therapeutische Einsatz von Analoginsulinen das Tumorrisiko in relevantem Maße steigert. Aussagekräftige klinische Studien zu dieser Frage liegen nicht vor.
- **Dermatologische Nebenwirkungen** sind relativ häufig und mit Ausnahme allergischer Reaktionen meist Folge einer insuffizienten Spritztechnik (vgl. Kapitel 6.6).

Tab. 12: Nebenwirkungen der Insulinapplikation

UAW	Ursachen	Abhilfe
Schmerzhafte Injektion	Zu seltener Wechsel der Kanülen/Spritze (höheres Risiko bei Einmalspritzen). Bei den sauer eingestellten Lösungen (Surfen-Insuline a. H., Insulin glargin) kann der unphysioloigsche pH-Wert zu Schmerzen bei der Injektion führen (häufiger als unter NPH-Insulinen)	Einmalartikel nur einmal verwenden! In Ausnahmefällen 2 bis 3 mal.
Lipodystrophien: Lipoatrophie	Allergische Reaktion auf Insulinverunreinigung (häufiger bei Frauen, Kindern), Inzidenz abnehmend.	Spritzplan: Injektionsort regelmäßig wechseln
Lipodystrophie: Lipome, Lipohypertrophie	Insulin fördert örtliche Fettablagerung	Spritzplan: Injektionsort regelmäßig wechseln

Mit der Verfügbarkeit hoch gereinigter Insuline sind **allergische Reaktionen** selten geworden. In Einzelfällen können sie jedoch auch bei den rekombinanten Analog-Insulinen auftreten. Unterschieden werden *allergische Sofortreaktionen* mit Erythem, Schwellung, ggf. Schmerz und Juckreiz an der Injektionsstelle, *biphasische Reaktionen* (zweiter Schub 4 – 6 Stunden nach initialer Remission), *Arthus-Phänomene* bzw. *verzögerte allergische Reaktionen*. In den meisten Fällen ist eine Umstellung auf ein anderes Insulinpräparat erforderlich.

- **Insulinresistenz:** Hierunter wird nicht die dem Typ-2-Diabetes zugrunde liegende angeborene bzw. erworbene Störung der Insulin-Signaltransduktion verstanden, sondern eine weitgehende Unwirksamkeit exogen zugeführten Insulins durch hohe Plasmaspiegel von Insulin-Antikörpern (sehr selten, Häufigkeit durch Verfügbarkeit hoch gereinigter Insuline stark rückläufig [GANZ et al. 1990]).

6.5.4 Wechselwirkungen

- **Beta-Adrenozeptorenblocker**: Unter unselektiven Beta-Adrenozeptoren blockern (Propranolol, Nadolol, Pindolol, Timolol etc.) kann es als Folge der β_2-Blockade zu einer verminderten hepatischen bzw. skelettmuskulären Glykogenolyse, zu einer verminderten pankreatischen Insulinsekretion und damit bei mit Insulin bzw. Sulfonylharnstoffen behandelten Patienten verstärkt zu Hypoglykämien kommen (in schweren Fällen mit Bewusstseinstrübung und Blutdruckanstieg). Die adrenerg vermittelten Warnsymptome einer Hypoglykämie (Herzpalpitationen, Tremor >> Schweißausbrüche) können zumindest teilweise maskiert werden. β_1-Selektive Beta-Adrenozeptorenblocker (Atenolol, Bisoprolol, Metoprolol etc.) zeigen diese Nebenwirkung dosisabhängig in sehr viel geringerem Maße. Sie sind daher bei Diabetes mellitus nicht kontraindiziert, erfordern aber eine sorgfältige Überwachung des Patienten. Das Risiko schwerer Hypoglykämien unter verschiedenen Antihypertensiva war in einer Studie an älteren Diabetikern (5171 unter Insulin, 8368 unter Sulfonylharnstoffen) bei Berücksichtigung anderer Risikofaktoren am geringsten bei β_1-selektiven Blockern und am höchsten bei nicht-selektiven Vertretern der Wirkstoffgruppe [SHORR et al. 1997].
- **Orale Antidiabetika**: Das Hypoglykämierisiko wird bei Kombination mit oralen Antidiabetika gesteigert. Bei Kombination mit Insulin-Sensitizern (kontraindiziert!) resultiert eine vermehrte Ödemneigung.
- **Clofibrat**: Der Lipidsenker ist ein Agonist an PPAR-α-Rezeptoren und kann wie die Insulin-Sensitizer (aber schwächer als diese) die Insulin-Empfindlichkeit steigern, vermutlich über eine Verbesserung der Insulin-Bindung. Bei Kombination von Insulin mit Clofibrat besteht ein erhöhtes Hypoglykämierisiko.
- **Monoaminooxidasehemmstoffe** können durch eine (β-adrenerg vermittelte) Stimulation der Insulinsekretion bei Typ-2-Diabetikern unter Insulin / Sulfonylharnstoffen zu Hypoglykämien führen. Für den MAO-B-selektiven Hemmer Selegilin sind persistierende Hypoglykämien bei einem Parkinson-Patienten ohne Diabetes-Anamnese beschrieben worden.
- **Nahrungsmittelinteraktionen – Ethanol**: Durch eine anhaltende Hemmung der hepatischen Gluconeogenese erhöht Ethanol das Hypoglykämierisiko bei Diabetikern (bei Hypoglykämie Erholungszeit↑), die Verkehrstauglichkeit ist deutlich und dauerhaft eingeschränkt.

Literatur

GANZ, M. A., UNTERMAN, T., ROBERTS, M. et al. (1990): Resistance and allergy to recombinant human insulin. *J. Allergy Clin. Immunol.* 86: 45 – 52.

SHORR, R. I., RAY, W. A., DAUGHERTY, J. R. et al. (1997): Incidence and risk-factors for severe hypoglykemia in older patients using insulin or sulfonylureas. *Arch. Int. Med.* 157: 1681 – 1686.

6.6 Insulin-Applikation

Die Art der Insulinapplikation richtet sich nach dem klinischen Zustand des Patienten sowie der gewählten Therapieform. Während die intravenöse bzw. intramuskuläre Gabe von Insulin nur Notfällen vorbehalten bleibt (i.v.-Therapieeinleitung bei Coma diabeticum, i.m.-Gabe zur bewussten Beschleunigung der Invasionskinetik bei diabetischem Präkoma), erfolgt die Insulin-Applikation im Regelfall in Form einer subkutanen Injektion durch den Patienten. Sollen akute (Hypoglykämie) und chronische Komplikationen (insuffiziente Stoffwechselführung, Progression der Grund- und Begleiterkrankungen, Lipodystrophien) vermieden und eine exakte Dosierung gewährleistet werden, ist eine eingehende Schulung des Patienten zu Fragen der Spritztechnik sowie immanenter Fehlerquellen unerlässlich.

6.6.1 Pharmakokinetik bei subkutaner Applikation von Insulin

Die Pharmakokinetik einer subkutanen Insulin-Gabe unterscheidet sich fundamental von den physiologischen Verhältnissen (verzögerter Wirkungseintritt, längere Wirkdauer, schlechtere Steuerbarkeit bei anhaltender peripherer Hyperinsulinämie).

Physiologischerweise wird das in den β-Zellen der LANGERHANS'schen Inseln gebildete und in Granula in Form von Zinksalzen gespeicherte Insulin auf einen Glucosereiz hin exozytotisch ins Blut freigesetzt. Das sezernierte Insulin geht infolge der starken Verdünnung in Form monomeren Insulins in Lösung und erreicht in hoher Konzentration über die Portalvene die Leber als Hauptort der Insulinwirkung und -utilisation. Etwa 50 Prozent der freigesetzten Insulinmenge wird im Rahmen der ersten Leberpassage abgebaut. Die peripheren Insulinspiegel sind niedrig, die physiologische Eliminationshalbwertszeit beträgt etwa 4 bis 10 Minuten.

Bei der subkutanen Injektion wird dagegen ein subkutanes Depot angelegt. Normalinsulin liegt am Ort der Injektion in Form hexamerer, allmählich dissoziierender Komplexe (Hexamere → Dimere → Monomere) vor. Die Freisetzung monomeren Insulins erfolgt im Fall der Verzögerungsinsuline durch Lösung der Insulin-Zink-Kristalle bzw. der amorph ausfallenden Insulin-Surfen-Salze oder durch den biologischen Abbau des Verzögerungsstoffs Protamin bei den NPH-Insulinen. Der etwas raschere Wirkungseintritt von U-40-Insulinen gegenüber dem für Pens und Pumpen eingesetzten U-100-Insulin wird in erster Linie mit dem konzentrationsbedingt rascheren Zerfall in monomeres Insulin erklärt, daneben auch mit der größeren Oberfläche der von U-40-Insulinen gebildeten subkutanen Depots. Die deutliche Beschleunigung der Invasionskinetik der Insulin-Analoga Insulin aspart, Insulin glulisin bzw. Insulin lispro wird dadurch erklärt, dass bei diesen Insulinen durch den Austausch einzelner Aminosäuren die Ausbildung hexamerer Komplexe verhindert wird oder die gebildeten Hexamere destabilisiert werden.

Die Insulin-Monomere gelangen zu etwa 80 Prozent über die Kapillaren und nur zu einem sehr geringen Prozentsatz über die Lymphgefäße ins Blut (ein kleiner Teil der applizierten Dosis [< 10 bis 20 Prozent] unterliegt einem lokalen Abbau durch Proteasen).

Die Resorptionsgeschwindigkeit ist dosisabhängig und steigt nach Injektion zunächst nur verzögert an (lag-Phase von 1 Stunde [Altinsulin] bis 1 bis 5 Stunden [Verzögerungsinsulin]). Die Zeit bis zum Erreichen der maximalen Wirksamkeit beträgt nach subkutaner Injektion etwa 1 bis 4 Stunden bei Normalinsulin bzw. 4 bis 10 Stunden bei Verzögerungsinsulinen.

Die Geschwindigkeit des Übertritts ins Blut wird maßgeblich von folgenden Parametern bestimmt:

- **Insulinspezies** (Normal- vs. Verzögerungsinsulin; Verzögerungsprinzip, Insulindosis [U40 rascher als U100]; tierisches [langsamer] vs. Human-Insulin [schneller]).
- **Stärke des Unterhautfettgewebes**
- **Applikationsort und lokale Gewebsdurchblutung** (indirekt: körperliche Aktivität, Massage, Temperatur, Körperhaltung etc.). In Abhängigkeit von der Kapillarisierung nimmt die Invasionsgeschwindigkeit in der Reihenfolge Oberschenkel < Oberarm < Abdomen zu. Die präprandialen Insulinboli werden daher vorzugsweise abdominal, die abendlichen bzw. morgendlichen Depotinsulingaben femoral/glutäal appliziert. Eine **Beschleunigung des Wirkungseintritts** und damit eine Verstärkung der blutzuckersenkenden Wirkung ist möglich bei tieferer subkutaner oder intramuskulärer Injektion, bei körperlicher Aktivität (Oberschenkel > Abdomen), bei stärkerer regionaler Durchblutung infolge Massage, Applikation vasodilatierender Salben oder Pflaster, heißer Bäder, Infrarot- oder Sonnenbestrahlung (ein Saunagang hat demgegenüber kaum Einfluss auf die Invasionskinetik). Die **Resorption wird verlangsamt** bei zu flacher (intradermaler) Injektion.
- **Pathologische Veränderungen des Injektionsortes (Lipodystrophien) bzw. der lokalen Durchblutung (Mikroangiopathien):** Die Injektion in vernarbte oder lipodystrophische Hautpartien verlangsamt das Anfluten von Insulin im systemischen Kreislauf.

Die intraindividuelle Streuung des Resorptionsschritts wird mit 20 bis 25 Prozent, die interindividuelle Streuung sogar mit bis zu 50 Prozent angegeben.

Im Gegensatz zu den physiologischen Verhältnissen beträgt der Anteil der First-Pass-Elimination nur ca. 10 bis 20 Prozent, die Eliminationshalbwertszeit ist auf mehrere Stunden verlängert. Die Wirkdauer beträgt je nach Insulinzubereitung zwischen 5 bis 8 Stunden (Altinsulin) und 7 bis 30 Stunden (Verzögerungsinsuline).

Die unphysiologischen Verhältnisse bei subkutaner Injektion erschweren eine normnahe Stoffwechselführung und führen beim Patienten meist zu erheblichen Diätrestriktionen (Spritz-Ess-Abstand; Zwischenmahlzeiten zur Verhütung postprandialer Hypoglykämien; Insulinämie hemmt Glucagon-Sekretion mit der Gefahr verzögerter Gegenregulation bei Hypoglykämie).

6.6.2 Technik der subkutanen Insulin-Applikation

6.6.2.1 Vorbereitung der Injektion

Vor der Injektion sollen die Hände gründlich gewaschen werden. Die Frage einer Desinfektion der Injektionsstelle wird ebenso wie die Frage der Wiederverwendbarkeit der Injektionskanülen und -spritzen zwischen Diabetologen und Hygienikern kontrovers beurteilt.

Die gesetzlichen Vorgaben [BGBl 1985] sehen bei der i.v.-, i.m.- und s.c.-Injektion eine hygienische Händedesinfektion sowie eine Wischdesinfektion der Injektionsstelle unter Verwendung von Alkohol und sterilisierten Tupfern vor (die optimale Konzentration der alkoholischen Verdünnung ist von der Lipophilie des verwendeten Alkohols abhängig: Ethanol 80 Prozent V/V, Isopropanol 70 Prozent V/V). Diese Vorschriften sind folglich für Ärzte, Krankenschwestern, Pflegepersonal und auch Apotheker verbindlich und auch bei solchen Injektionen sinnvoll, die der Patient während Aufenthalten in Krankenhäusern oder Pflegestationen selbst vornimmt (erhöhtes Infektionsrisiko). Im häuslichen Bereich sowie in Alten- und Wohnheimen sind demgegenüber alle, über ein vorangehendes Händewaschen hinausgehenden Maßnahmen bei angemessener körperlicher Hygiene entbehrlich. Eine Wischdesinfektion führt nur bei strikter Beachtung der Einwirkungsdauer (> 30 Sekunden) zu einer nennenswerten Keimzahlverminderung. Umgekehrt kann nicht abgedunsteter Alkohol zu Hautveränderungen sowie zu lokalen Unverträglichkeitsreaktionen (Denaturierungsrisiko?) führen. Hinweise auf ein erhöhtes Risiko lokaler Infektionen (Spritzen-Abszesse etc.) bei unterlassener Desinfektion liegen nicht vor (unentbehrlich ist eine sorgfältige Desinfektion dagegen bei der Applikation von Insulin-Pumpenkathetern [Verweildauer!]).

6.6.2.2 Ort der Injektion

Gespritzt wird im Bereich des Abdomens (unter Aussparung der direkten Umgebung [< 2 cm] des Bauchnabels) sowie lateral in den Oberschenkel (bis eine Handbreit oberhalb des Kniegelenks), die Hüft- und die Gesäßregion. Die Applikation in den Oberarm ist wegen der Topographie der Injektionsstelle nicht als Eigeninjektion möglich. Darüber hinaus wird dieser Injektionsort auch wegen der meist deutlich schwächeren Ausbildung des Unterhautfettgewebes (Männer < Frauen) und des dadurch bedingt größeren Risikos einer versehentlichen intramuskulären Gabe nicht mehr empfohlen. Kinder sind in der Regel kaum zu einer Injektion in die Bauchdecke zu motivieren.

Zur Vermeidung die Invasionskinetik beeinflussender Hautveränderungen (Keloide, Indurationen, Lipodystrophien) sollte die Invasionsstelle systematisch und kleinräumig gewechselt werden (Spritzplan, Spritzraster), wobei vergleichbare Injektionen (morgendliche und abendliche Dosen eines Verzögerungsinsulins in den Oberschenkel, präprandiale Altinsulin-Boli ins abdominale Fettgewebe) zur Reduktion der intraindividuellen Streuung der Invasionskinetik stets in derselben Körperregion erfolgen sollten. Vernarbte bzw. lipodystrophisch veränderte Hautpartien sollten ausgespart bleiben.

6.6.2.3 Durchführung und Geschwindigkeit der Injektion

In eine mit zwei Fingern der nicht dominanten Hand gebildeten Hautfalte (Muskelfaszie nicht mit anheben!) wird in voller Kanülenlänge basal in einem Winkel von 45 bis 90° eingestochen. Dabei sollte zur Vermeidung einer ungewollten

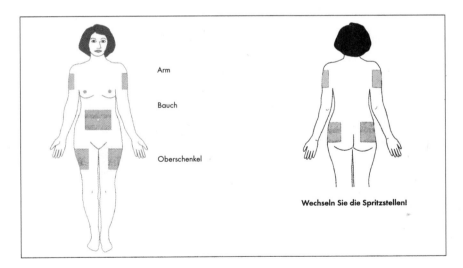

Abb. 6: Geeignete Körperregionen [DIERS 2005]

intramuskulären Gabe die Kanülenlänge und der Einstichwinkel der lokalen Stärke des Unterhautfettgewebes angepasst werden (je dünner das subkutane Fettgewebe, umso kürzer die Kanüle bzw. flacher der Einstichwinkel). Bei den Pen-Kanülen ist die 12-mm-Länge nur bei adipösen Patienten empfehlenswert. Normalgewichtige Typ-2- sowie die meisten Typ-1-Diabetiker [Kinder, Jugendliche] sollten dagegen nicht nur im Hinblick auf die deutlich geringere Kanülendicke [0,25 bis 0,30 vs. 0,33 mm] auf eine Kanülenlänge von 8 bis 6 mm ausweichen. Eine zu geringe Kanülenlänge, ein zu flacher Einstichwinkel bzw. ein unvollständiges Einstechen kann zu intradermaler Applikation des Wirkstoffs führen, die sich durch lokale Quaddelbildung und eine drastische Verlangsamung der Invasionskinetik ($t_{max}\uparrow$, $C_{max}\downarrow$) bemerkbar macht.

Bei schwach ausgebildetem Unterhautfettgewebe sollte die Hautfalte während des Spritzens locker gehalten werden, ansonsten kann nach dem Einstechen losgelassen werden. Um die für die Injektion erforderliche Kraft aufbringen zu können, empfiehlt sich gerade bei älteren Patienten ein Umgreifen. Mit der nach Loslassen der Hautfalte freien Hand wird die Einmalspritze/der Pen am vorderen Ende stabil gehalten, während mit der anderen Hand der Stempel der Einmalspritze/der Dosierknopf bzw. Auslöser des Pens langsam bis zum Anschlag heruntergedrückt wird. Eine vorherige Aspiration zur Vermeidung einer versehentlichen intravasalen Applikation ist beim Spritzen in eine Hautfalte nicht erforderlich, zumal bei den feinen Kanülen auch mehrere Sekunden gewartet werden müsste, ob beim Aspirieren Blut erscheint oder nicht.

Insbesondere bei hohen Dosen sollte langsam injiziert werden (Gefahr eines druckbedingten Rupturierens kleinerer Hautgefäße, Hämatomrisiko) und die Nadel erst nach frühestens (5-) 10 bis 15 Sekunden retrahiert werden (die geringen Kanülenkaliber bedingen eine langsame Abgabegeschwindigkeit. Wartezeit verhindert Nachbluten = Austritt von Insulin aus dem Stichkanal). Die Einhaltung einer genügend langen Wartezeit ist insbesondere bei Injektionspens essenziell (Einfluss von Luft im System!, s. 110f). Wird ein Nachbluten beobachtet, sollte keinesfalls nachgespritzt werden (die ausgetretene Insulinmenge beträgt meistens < 1 E). Dagegen sollten die Injektionstechnik und die verwendeten Geräte überprüft werden.

6.6.3 Komplikationen bei der subkutanen Insulin-Applikation

6.6.3.1 Schmerzhafte Injektionen und Traumatisierung der Injektionsstelle

Trotz grundsätzlicher Bedenken von Hygienikern (Nachweis fakultativ pathogener Keime in bis zu 30 Prozent der wieder verwendeten Spritzen und Kanülen) und der Empfehlung der Deutschen Diabetes Gesellschaft, die Einmalartikel für die Injektion auch wirklich nur einmal zu verwenden, ist der wiederholte Gebrauch von Einwegkanülen und -spritzen bei Diabetikern immer noch häufig Usus. Problematisch an dieser Praxis ist weniger eine mögliche bakterielle Kontamination der Injektionsmaterialien, da diese durch verschiedene Faktoren verhindert wird (Insulinpräparate enthalten bakterizide Zusätze wie z. B. Kresol oder Phenol; Metallinnen- und -oberflächen der Kanülen wirken bakterizid, Silikonüberzüge der Kanülen behindern eine Keimbesiedlung). Schwerwiegender ist die rasche Deformierung der Kanülenspitzen, die bereits ab der zweiten Injektion zu einer stärkeren Traumatisierung der Haut und zu mehr Schmerzen führt. Darüber hinaus wird ein möglicher Einspareffekt bei den Pen-Kanülen dadurch konterkariert, dass mehr Insulin zur Blasenentfernung verworfen werden muss.

Die Kanülen weisen im Interesse einer möglichst schmerzarmen Injektion einen facettierten Schliff sowie – zur Herabsetzung des Hautwiderstandes – eine Silikonimprägnierung auf. Die Silikonisierung geht durch Abscheren bereits bei der ersten Anwendung verloren. Mit zunehmender Anwendungsdauer werden die Kanülen zusätzlich stumpfer und es kommt zu Deformierungen der Spitze (je nach Hautdicke bereits nach zwei bis drei Injektionen; wegen des wiederholten Durchstechens der Gummisepten rascher bei Einmalspritzen als bei Pen-Kanülen).

6.6.3.2 Lipodystrophien
Wird die Injektionsstelle nicht, nur zu kleinräumig (< 2 cm) bzw. zu selten gewechselt, kann es zu lokalen Hautveränderungen kommen, die wiederum Einfluss auf die Invasionskinetik des applizierten Insulins nehmen können (häufiger bei Jugendlichen als bei Erwachsenen, häufiger bei Mädchen als bei Jungen).

Eine lokale Hyperplasie des Unterhautfettgewebes (Lipom) kann eine direkte Folge ständig hoher lokaler Insulin-Gewebespiegel sein (Insulin fördert Depotfettbildung).

Patienten sind daher anzuhalten, Kanülen/Einmalspritzen nur in Ausnahmefällen und auch dann nur maximal zwei- bis dreimal zu verwenden (Hygienevorschriften strikt beachten: Händewaschen, Aufsetzen der Schutzkappe, hygienische Aufbewahrung, Ausschluss von Verwechslungen). Bei Pens sollen die neuen Kanülen nicht vorsorglich, sondern erst unmittelbar vor der nächsten Injektion aufgeschraubt werden. Die Frequenz des Kanülenwechsels sollte regelmäßig im Rahmen der Injektionsgeräte-Wartung erfragt werden.

Lokale Atrophien des Unterhautfettgewebes (Dellen) können kosmetisch störend wirken. Die Ätiologie ist unklar, jedoch wird ein Zusammenhang mit Insulinverunreinigungen und dadurch ausgelösten allergischen Reaktionen vermutet (Inzidenz bei modernen Insulinen deutlich rückläufig).

Wegen der unvorhersehbaren Invasionskinetik darf nicht in lipodystrophisch veränderte Hautpartien gespritzt werden. Die Inspektion der Spritzorte durch den behandelnden Arzt gehört zum Pflichtprogramm jeder ambulanten Untersuchung eines insulinpflichtigen Diabetikers.

6.6.4 Applikationshilfen

Für die subkutane Insulin-Applikation stehen zur Verfügung:
- Einmalspritzen (für U40-Insuline),
- Insulin-Pens bzw. Fertig-Pens,
- Jet-Injektoren,
- Insulin-Pumpen.

Um den Patienten nicht in seiner Mobilität und Lebensqualität einzuschränken, ist an die zum Einsatz kommenden Applikationshilfen die Forderung einer einfachen und diskreten Handhabung zu stellen. Bei der Auswahl der Applikationshilfe muss darüber hinaus die körperliche Verfassung des Patienten (Alter, Kraft, manuelles Geschick, Visus, Auffassungsgabe) berücksichtigt werden. Im Rahmen der Schulung durch den Verordner bzw. der abgabebegleitenden Unterweisung muss obligat kontrolliert werden, dass der Patient das gewählte Gerät selbstständig bedienen und auch Fehler erkennen und beheben kann (cave unkritische Verordnung).

6.6.4.1 Einmalspritzen

Einmalspritzen stehen für U40- (0,5 ml = 20 E / 1 ml = 40 E) und für U100-Insuline (0,3 ml = 30 E / 0,5 ml = 50 E / 1 ml = 100 E) zur Verfügung. U100-Einmalspritzen werden normalerweise nicht routinemäßig eingesetzt (nur als Notfallausrüstung zum manuellen Aufziehen von U100-Insulin bei Pen-Störung, zum Beschicken einer Insulinpumpe). Zur Verminderung des Totvolumens werden in der Diabetestherapie ausschließlich Spritzen mit aufgeschweißter Kanüle verwendet. Im Interesse der Dosierungsgenauigkeit muss die Spritzengröße der maximalen Insulin-Einzeldosis angepasst werden.

Alle Suspensionsinsuline müssen vor der Entnahme homogenisiert werden (durch Rollen zwischen den Händen bzw. Kippen über die Längsachse; wegen der in Ampullen enthaltenen Luft nicht schütteln).

Damit bei der portionsweisen Insulin-Entnahme aus den 10-ml-Ampullen kein Unterdruck entsteht, ist ein Druckausgleich erforderlich. Hierzu wird vor der Insulin-Entnahme ein der zu spritzenden Insulindosis entsprechendes Luftvolumen aufgezogen und in die Ampulle gespritzt (zur Vermeidung einer Schaumbildung in den Luftraum über dem Insulin). Nach Umdrehen der Ampulle etwa 5 E mehr Insulin aufziehen als erforderlich und die Insulindosis nach Blasenentfernung genau einstellen. Sollen verschiedene Insuline in der Einmalspritze gemischt werden, muss der Druckausgleich nacheinander für beide Insuline vorgenommen und beim Aufziehen stets mit dem Altinsulin begonnen werden (dabei Dosis des Verzögerungsinsulins möglichst genau aufziehen, da zur Dosiskorrektur nicht in die Ampulle zurückgespritzt werden darf).

Problematisch bei der Einstellung auf Einmalspritzen bzw. bei deren Anwendung sind die folgenden Aspekte:
- Herkömmliche Einmalspritzen können bei dem in seinem Sehvermögen (altersbedingt bzw. im Rahmen einer diabetischen Retinopathie) bzw. seiner Feinmotororik oder taktilen Empfindlichkeit (altersbedingt oder im Rahmen einer sensorischen Polyneuropathie) beeinträchtigten Patienten Probleme bei der Dosisfindung und Applikation bereiten. Eine Studie von SAMMLER und Mitarbeitern [SAMMLER et al. 1990] belegt, dass Dosierungsgenauigkeit und Compliance alterskorreliert sehr deutlich abnehmen (annähernd zwei Drittel der über 75-jährigen Patienten macht bei der Insulindosierung Fehler von mehr als 25 %. Abb. 7).
- Die vergleichsweise umständliche Handhabung von Einmalspritzen sowie Spritzangst, die Angst der Patienten vor der traumatisierenden, schmerzhaften Arzneimittelanwendung sind relevante Ursachen einer zu späten Aufnahme einer Insulintherapie beim Typ-2-Diabetiker.
- Schließlich fehlt auch ein überzeugendes Entsorgungskonzept für die in großer Zahl anfallenden Einmalspritzen.

Während ein Teil der Typ-1-Diabetiker noch immer Einmalspritzen favorisiert, weil nur hiermit ein bedarfsgerechtes Zumischen der (morgendlichen) Altinsulin-Dosis zum Verzögerungsinsulin möglich ist und so Injektionen eingespart werden können, ist der Einsatz von Einmalspritzen bei Typ-2-Diabetikern in der Regel problematisch, bei zum Zeitpunkt der Therapieaufnahme betagten, in ih-

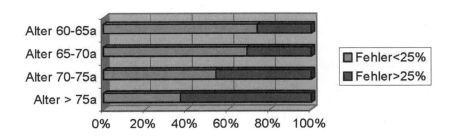

Abb. 7: Handhabung von Insulin-Einmalspritzen: Dosierungsfehler in Abhängig vom Patientenalter [SAMMLER et al. 1990]

rem Seh- bzw. Tastvermögen beeinträchtigten Diabetikern kontraindiziert (Aufstecklupen bzw. Einstellhilfen sind keine effektive Lösung des Problems!). Auch der Paralleleinsatz von Pen (U100) und Einmalspritze (U40) sollte wegen der Verwechslungsgefahr und des Risikos möglicher Überdosierungen (U100-Pen-Insulin mit U40-Einmalspritze aufgezogen) möglichst unterbleiben. Ist er nicht zu vermeiden (z. B. Einsatz von Insulin Novo Semilente® Monotard® bzw. Ultratard®, die nur in U40-Ampullen verfügbar sind), sind die Patienten eingehend zu schulen und auf die Fehlerquelle hinzuweisen. Bei Umstellung eines Patienten auf Pen-Insuline sollten die verbliebenen, dann nicht mehr benötigten U40-Einmalspritzen zur Sicherheit entsorgt werden.

6.6.4.2 Insulinpens
Aufbau und Funktionsweise
Insulinpens sind Präzisionsgeräte zur Mehrdosisapplikation, die in Analogie zu (Patronen-)Füllhaltern mit einer Insulinpatrone von 3 ml Fassungsvermögen beschickt und für die Injektion mit einer aufschraubbaren Kanüle versehen werden. Die Insulinpatrone verbleibt bis zu vollständigen Entleerung im Pen. Da bei den Pens das Patronenvolumen durch Herabdrücken eines Kolbens dosisproportional vermindert wird, ist im Gegensatz zu Einmalspritzen kein Druckausgleich erforderlich. Auch werden die Zylinderampullen werksseitig weitgehend blasenfrei abgefüllt und sollten dies auch während der Entleerung bleiben (zu Blasen s. u.). Zur Homogenisierung erhaltener Insulin-Suspensionen wird der Pen mehrmals in Längsrichtung gekippt (aus Stabilitätsgründen auch bei den blasenfreien Pen-Patronen nicht schütteln).

Die Einstellung der zu applizierenden Dosis erfolgt zumeist durch Drehen eines Dosierknopfes an der oberen Penhülse (visuelle und akustische Dosisanzeige), die einstellbaren Dosierschritte variieren je nach Gerätetyp zwischen 0,5 und 2 E.

Gerätetypen
Die **Art der Insulinabgabe unterscheidet sich** bei den verschiedenen Pens und begründet die **Einteilung in drei unterschiedliche Gruppen** (Tabelle 13):
- **Manuelle Dosisfreisetzung** (Humapan® Ergo, Innovo®, Novopen®, Optipen®): Die Kanüle wird manuell in die Hautfalte eingestochen. Zur Insulinapplikation wird der Dosierknopf bis zum Anschlag heruntergedrückt. Manuelle Pens funktionieren damit ähnlich wie Einmalspritzen: Eine Kolbenstange drückt das Septum der Insulinpatrone nach unten und presst so ein Aliquot des Patroneninhalts durch die Kanüle.
- **Halbautomatische Dosisfreisetzung** (Autopen®, Berlipen®, Omnican® Pen): Auch hier erfolgt der Einstich manuell durch den Patienten. Der für die Dosisabgabe erforderliche Druck wird bei diesem Typ durch das Spannen einer Feder aufgebaut, die durch einen seitlich am Pen angebrachten Schieber freigegeben wird. Die Insulinabgabe erfolgt also unabhängig von der Kraft des Patienten.

- **Vollautomatische Injektion und Dosisfreisetzung**: Beim Diapen® erfolgen sowohl Einstich als auch Insulinabgabe automatisch auf Knopfdruck.

Einen **Sonderfall** stellen die Fertig- oder Einwegpens dar:
- **Fertigpens** (Fertigpen Lilly®, Flexpen®, Innolet®, Novolet®, Optiset®) sind **Injektionsstifte für den Einmalgebrauch**, bei denen Injektionshilfe und Insulinpatrone eine integrale Einheit bilden. Fertigpens werden daher nach Entleeren der Patrone weggeworfen oder einer geregelten Entsorgung zugeführt (der störanfällige Patronenwechsel entfällt). Damit sind Fertigpens prinzipiell besonders für ältere Patienten geeignet. Dieser Aspekt wird jedoch zum Teil dadurch relativiert, dass die Dosis bei allen Fertigpens manuell freigesetzt werden muss und dass hierzu zum Teil erhebliche Kraft erforderlich ist [KIRCHER 2002]).

Besondere Aspekte

Dosiskorrektur: Bei einem Teil der Pens/Fertigpens ist keine nachträgliche Dosiskorrektur möglich (vgl. Tabelle 13). Eine versehentlich zu hoch eingestellte Dosis muss daher verworfen werden.

Restmenge: Bei einigen Pens (Huma Pen Ergo®, NovoLet®) kann keine größere Dosis eingestellt werden, als die in der Zylinderampulle verbliebene Restmenge. Hierdurch wird eine versehentliche Unterdosierung verhindert [KIRCHER 2000]. Dies ist *nicht* der Fall bei Autopen®, BerliPen®, Diapen®, Fertipen Lilly®, Novo-Pen® 3, Optipen®, Optipen® Pro, (cave Unterdosierung).

Batterien vs. rein mechanisch: Der Innolet® sowie der Optipen® bzw. Optipen-Pro® haben ein batteriebetriebenes Display (Größe: Innolet® > Optipen®). Das elektronische Display fällt bei nachlassender Batteriespannung nach etwa vier bis fünf Jahren (Innolet®) bzw. nach zwei Jahren oder 2000 Injektionen (Optipen®) aus. Da die Batterien nicht gewechselt werden können, muss das Gerät in diesem Moment ausgetauscht werden (Warnanzeigen). Trotz der höheren Kosten ist dies sinnvoll, weil damit die Anwendungsdauer in einem definierten Rahmen begrenzt wird (Gewähr gegenüber nachlassender Präzision durch Verschleiß der mechanischen Teile).

Probleme bei der Handhabung: Komplikationen und Fehlerquellen

- Trotz der vielfältigen Vorteile gegenüber Einmalspritzen haben gerade ältere Patienten mitunter Schwierigkeiten mit der selbstständigen Handhabung der Pens. Einige Pens weisen eine verwirrende Skalierung auf, die das Ablesen der eingestellten Dosierung erschwert (Optiset®). Bezüglich des zur Injektion erforderlichen Kraftaufwandes bestehen relevante Unterschiede [KIRCHER 2002]. Die Korrektur einer versehentlich zu hoch eingestellten Dosis erfordert beim Novopen® ein besonders hohes manuelles Geschick. Die meisten Injektionspens werden durch Gewaltanwendung beim Patronenwechsel bzw. beim hierzu notwendigen Zurückstellen der Kolbenstange beschädigt. Eine geduldige Schulung kann viele der genannten Probleme minimieren. Bei Arthrose, Gicht, Apraxie bieten flache, größere (Optipen Starlet® a. H., Innovo®, Innolet®) oder ergonomisch geformte Pens (Humapen® Ergo) Vorteile. Der verordnende Arzt muss sich jedoch grundsätzlich davon überzeugen, dass das vorgesehene Gerät im individuellen Fall auch geeignet ist (Handhabungskompetenz in der Einstellungsphase wiederholt prüfen). Da die jeweiligen Geräte im Regelfall nur für Insuline desselben Herstellers verwendet werden können, haben die Handhabungsprobleme direkte Auswirkungen auf die Insulin-Auswahl.

- Insulinpens erlauben kein Mischen verschiedener Insuline (bei der Basis-Bolus-Therapie ist es bei Diabetikern Usus, die prandialen Altinsulin-Dosen den morgendlichen [(bzw. abendlichen)] Depot-Insulin-Gaben zuzumischen, um auf diese Weise ein [(bis zwei)] Injektionen einzusparen). Auch eine Aspiration zum Ausschluss einer versehentlichen intravasalen Gabe ist mit einem Pen nicht möglich (bei Spritzen in einer Hautfalte aber auch nicht notwendig!).
- Das in Insulinpens verwendete Insulin (U-100) ist gegenüber herkömmlichen Insulin-Zubereitungen für die Einmalspritze um den Faktor 2,5 konzentrierter. Es darf bei Gerätestörungen nur mit Hilfe gesonderter U-100-Einmalspritzen entnommen und appliziert werden (ansonsten drohen Überdosierungen mit der Gefahr schwerer Hypoglykämien; cave Umstellung von Einmalspritzen auf Pen).
- Für jedes verwendete Insulin ist ein gesonderter Pen erforderlich (farbige Markierungen zum Ausschluss von Verwechslungen). Es dürfen nur solche Pens verwendet werden, die sich laut Herstellerangabe für das jeweilige Insulin eignen.
- Da die Insulinpatronen bei aufgeschraubter Kanüle nicht luftdicht abgeschlossen sind, sind wegen der Gefahr einer Blasenbildung insbesondere Temperaturschwankungen kritisch (angebrochene Patrone nicht in den Kühlschrank!). Entstandene Blasen müssen umgehend entfernt werden. Im Gegensatz zu Einmalspritzen, bei denen das Insulin komplett durch den Spritzenkolben aus der Spritze gedrückt wird, wird die Pen-Patrone beim Drücken des Dosierknopfes nur teilweise entleert. Als wichtigster Störfaktor verlangsamt die möglicherweise im Pen enthaltene Luft ganz erheblich die Abgabegeschwindigkeit und kann bei zu rascher Retraktion des Pens nach dem Injizieren zu erheblichen Unterdosierungen führen (Pen-Insuline bluten nach: die eingestellte Dosis wird exakt abgegeben, ein erheblicher Teil landet jedoch auf der Haut oder in der Verschlusskappe). Luft ist im Gegensatz zum Insulin komprimierbar: Die Luftblase wird daher noch vor einer Insulinabgabe zusammengedrückt und treibt anschließend die Flüssigkeit aus der Patrone [GINSBERG et al. 1994].

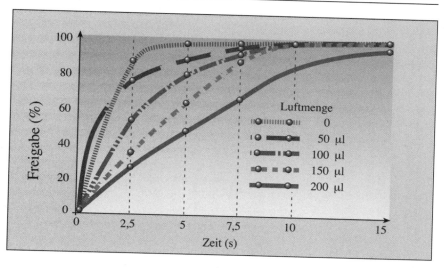

Abb. 8: Einfluss von Luft in der Penpatrone auf die Freigabe [GINSBERG et al.1994]

Hieraus können folgende Empfehlungen abgeleitet werden:
- Neue Insulinpatronen frühzeitig aus dem Kühlschrank und zum Vermeiden einer Luftblasenbildung grundsätzlich erst nach Erwärmung auf Raumtemperatur (nach 2 bis 3 Stunden) in den Pen einsetzen und mit einer Kanüle versehen.
- Pen vor jeder Injektion auf Blasen prüfen (Sehvermögen?). Sichtbare Blasen müssen durch Abspritzen von zwei bis vier Einheiten Insulin entfernt werden.
- Einmalkanüle nach jeder Injektion abschrauben und vor (!) der nächsten Injektion durch eine neue ersetzen (billiger als das ständige Abspritzen von Insulin bei Blasenbildung).
- Pen vor starken Temperaturschwankungen, das enthaltene Insulin zusätzlich vor UV-Einwirkung schützen (wird der Pen mitgeführt, sind insbesondere die Jahreszeiten mit starken Unterschieden zwischen Raum- und Umgebungstemperatur kritisch).
- Pen nicht sofort nach der Injektion, sondern frühestens nach 10 bis 15 Sekunden aus der Hautfalte zurückziehen.
- Da bei der Insulinapplikation anders als bei Einmalspritzen nicht der gesamte Spritzeninhalt, sondern nur ein Aliquot des Patroneninhalts abgegeben wird, kann der Patient gerade bei kleinen Dosierungen nicht sehen, ob der Pen funktioniert und tatsächlich Insulin abgegeben wurde. Zum sicheren Ausschluss von Gerätestörungen ist daher das Einstellen und Abspritzen einer Testdosis von 1 E vor der eigentlichen Applikation ohne Einschränkung sinnvoll (trotz der Kosten für das verworfene Insulin!).

Tab. 13:

Name (Hersteller)	Dosis-Einstellung	Insulin-Abgabe	Dosis-schritte [E]	Maximale Einzeldosis [E]	Dosiskorrektur möglich?	Für Insuline welchen Herstellers?*	Vom Hersteller empfohlene Kanülen
Vollautomatische Pens							
• Diapen 3-1 / 3-2 (B-D Medico/ Haselmeier)	Dosierknopf drehen	Gerät spannen Auslöseclip drücken	1 E / 2 E	29 E / 58 E	Ja (durch Drehen des Dosierknopfs)	Aventis, B.Braun-ratiopharm, Berlin-Chemie, Lilly	BD Micro fine +
Halbautomatische Pens							
• Autopen bzw. Autopen junior 3/1, 3/2 (Owen Mumford)	Dosierknopf drehen	Auslöseknopf drücken und festhalten	1 E / 2 E	21 E / 42 E	Nein	Aventis, B.Braun-ratiopharm, Berlin-Chemie, Lilly	Unifine Pentips
• Autopen 24 3/1 bzw. 3/2 (Owen Mumford)	Dosierknopf drehen	Auslöseknopf drücken und festhalten	1 E / 2 E	21 E, 42 E	Nein	Sanofi-Aventis	Unifine Pentips
• Berlipen 30 /302 (Berlin-Chemie/ Owen Mumford)	Dosierknopf drehen	Auslöseknopf drücken und festhalten	1 E / 2 E	21 E / 42 E	Nein	Berlin-Chemie, Lilly	Berlifine
• Omnican Pen 3 /32 (B.Braun Petzold)	Dosierknopf drehen	Auslöseknopf drücken und festhalten	1 E / 2 E	21 E / 42 E	Nein	B.Braun-ratiopharm	Omnican fine Omnican mini
Manuelle Pens							
• Humapen Ergo (Lilly)	Dosierknopf drehen	Dosierknopf langsam durchdrücken	1 E	60 E	Ja (Dosisknopf zurückdrehen)	Lilly	BD Micro fine +

Tab. 13: *Fortsetzung Manuelle Pens*

Name (Hersteller)	Dosis-Einstellung	Insulin-Abgabe	Dosis-schritte [E]	Maximale Einzeldosis [E]	Dosiskorrektur möglich?	Für Insuline welchen Herstellers?*	Vom Hersteller empfohlene Kanülen
• Innovo (Novo Nordisk) *Batterie (4 Jahre)*	Freigabeknopf lösen Durch Drehen des Dosisvorwahlknopfs	Druckknopf langsam bis zum Anschlag drücken	1 E	70 E	Ja (Dosisvorwahlknopf zurückdrehen)	Novo Nordisk	Novofine
• Novopen 3 (Novo Nordisk)	Dosierknopf drehen	Dosierknopf langsam durchdrücken	1 E	70 E	Ja (Pen auseinanderziehen + auf Null stellen)	Novo Nordisk	Novofine
• Novopen 3 Demi Novopen Junior (Novo Nordisk)	Dosierknopf drehen	Dosierknopf langsam durchdrücken	0.5 E	35 E	Ja (Pen auseinanderziehen + auf Null stellen)	Novo Nordisk	Novofine
• Optipen 1 E / 2 E (Aventis) *Batterie (2 Jahre)*	Startknopf drücken, Dosierknopf drehen	Dosierknopf langsam durchdrücken	1 E / 2 E	60 E	Nein	Sanofi-Aventis	Optifine Clickfine Universal
• Optipen Pro 1 / 2 (Aventis) *Batterie (2 Jahre)*	Startknopf drücken, Dosierknopf drehen	Dosierknopf langsam durchdrücken	1 E / 2 E	60 E	Ja (Dosierknopf zurückdrehen)	Sanofi-Aventis	Optifine Clickfine Universal
Fertigpens							
• Fertigpen Lilly (Lilly)	Dosierknopf drehen	Dosierknopf langsam durchdrücken	1 E	60 E	Ja (Dosierknopf zurückdrehen)	Lilly (Humalog, Humalog Mix, Huminsulin Basal)	BD Micro fine +
• Flexpen (Novo Nordisk)	Durch Drehen der Verschlußkapppe	Injektionsknopf langsam durchdrücken	1 E	60 E	Ja (Dosierrad zurückdrehen)	Novo Nordisk (Levemir, Novomix, Novorapid Protaphane)	Novofine

Tab. 13: *Fortsetzung Fertigpens*

Name (Hersteller)	Dosis-Einstellung	Insulin-Abgabe	Dosis-schritte [E]	Maximale Einzeldosis [E]	Dosiskorrektur möglich?	Für Insuline welchen Herstellers?*	Vom Hersteller empfohlene Kanülen
Innolet • (Novo Nordisk)	Durch Drehen des Dosierrads	Dosierknopf langsam durchdrücken	1 E	50 E	Ja (Dosierrad zurückdrehen)	Novo Nordisk (Actraphane 30, Actrapid, Protaphane)	Novofine
• Novolet (Novo Nordisk)	Durch Drehen der Verschlußkappe	Injektionsknopf langsam durchdrücken	2 E	78 E	Ja (mit Verschlusskappe zurückdrehen)	Novo Nordisk (Actraphane 10/20/30/40/50 Actrapid)	Novofine
• Optiset (Aventis)	Durch Drehen der geriffelten Manschette am Oberteil + Herausziehen des Dosierknopfs	Dosierknopf langsam durchdrücken	2 E	40 E	Ja (durch Drehen des Dosierringes, nur solange der Dosierknopf nicht gezogen wurde)	Sanofi-Aventis	Optifine Clickfine Universal

* Importe mit abweichender Konfektionierung / Bezeichnung wurden nicht berücksichtigt. Modifiziert nach [KIRCHER 2000, ANON 2004]

Literatur:

ANON. (2004): Pens: Stechen und stechen lassen. Diabetes-Journal 53(5): 32-39.
KIRCHER W: Arzneiformen richtig anwenden. 2. Auflage. Stuttgart WVG.

Pharmazeutische Betreuung: Pen-Anwendung

Probleme bei der Insulin-Applikation sind insbesondere bei älteren Typ-2-Diabetikern nicht selten. Es ist daher wichtig, diesem Thema die größtmögliche Aufmerksamkeit zu widmen und zur Fehlervermeidung ein diabetespezifisches Qualitätsmanagement mit einem engmaschigen Wartungs- und Betreuungsangebot aufzubauen:

- **Handhabungskompetenz:** Der verordnende Arzt muss sicherstellen, dass der Patient das konkrete Gerät sicher bedienen kann. Besondere Beachtung verdient in diesem Zusammenhang der für die Bedienung des Dosierknopfs erforderliche Kraftaufwand (besonders hoch bei Optipen® Pro, Innovo® [KIRCHER 2002]). Probleme können von Anfang an bestehen bzw. im Rahmen einer Komorbidiätät bzw. einer diabetischen Folgeerkrankung erstmals auftreten (schmerzhafte Einschränkung der Beweglichkeit der Hände bei Rheuma, Gicht, Arthrose; Apraxie bei Zustand nach Apoplex bzw. bei Morbus PARKINSON). Die Kanülenlänge muss bei Gewichtsreduktion dynamisch angepasst werden, damit es nicht zu einer versehentlichen intramuskulären Applikation kommt (dies wird in der Praxis gerade bei älteren Diabetikern oft übersehen).

  Die Mehrzahl der verwendeten Pens wird in Kliniken bzw. Praxen aus dem Praxisbestand ausgegeben. Für die betreuende Apotheke fehlt es damit an Transparenz, in welchem Umfang die Patienten in die Gerätehandhabung eingewiesen wurden. Nicht immer werden alle relevanten Probleme angesprochen oder als solche erkannt. Auch kann es vorkommen, dass versehentlich oder zur bewussten Kosteneinsparung Demonstrationsgeräte anderer Hersteller ausgegeben werden, auch wenn diese für das verordnete Insulin nicht vorgesehen sind. Auch wenn die Teilnahme an einer strukturierten Diabetesschulung (Gruppenunterricht nach evaluiertem Curriculum durch Diabetologen oder Diabetesassistenten) den Diabetiker in optimaler Weise für ein Selbstmanagement qualifiziert, kann dies nicht bei allen Patienten vorausgesetzt werden. Viele haben an anderen Schulungsmaßnahmen oder Unterweisungen teilgenommen, nicht Wenige haben ihr Gerät lediglich zusammen mit einer Broschüre oder einigen erläuternden Anmerkungen ausgehändigt bekommen.

  Für den Apotheker ist es schwierig den Wissensbedarf oder mögliche Wissensdefizite abzuschätzen. In diesem Kontext ist es gerade bei neuen Geräten nicht zielführend, die Patienten auf offene Fragen oder Handhabungsprobleme anzusprechen, da diese erst im Zuge der selbständigen

Anwendung offenbar werden. Auch wenn die Wenigsten das Gerät in der Apotheke noch einmal erklärt bekommen wollen, sollte man eine Demonstration zumindest anbieten, bei neu auf Insulin eingestellten Patienten zusätzlich eine Rufbereitschaft bei auftretenden Problemen. Grundsätzlich sinnvoll ist es, den Patienten dazu anzuhalten, den Pen beim nächsten Kontakt mitzubringen und dann zu befragen bzw. um eine Demonstration zu bitten.

- **Verwechslungsgefahr**: Ist ein Paralleleinsatz von U-40- und U-100-Einmalspritzen unvermeidbar, sind die Patienten für die damit verbundenen Risiken zu sensibilisieren.
- **Entsorgung der Hilfsmittel**: Wegen der potenziellen Gefährdung Dritter müssen die verwendeten Hilfsmittel (Einmalspritzen, Kanülen) hygienisch und sicher entsorgt werden. Die Vorgehensweise sollte mit den Diabetikern besprochen werden.
- **Aufbrauchfristen**: Bei Raumtemperatur und unter Lichtschutz gelagert sind angebrochene Penpatronen bzw. Fertigpens etwa einen Monat stabil (kürzer bei höheren Umgebungstemperaturen oder nach vorübergehendem Temperaturstress). Bei einem üblichen Fassungsvermögen von 3 ml (= 300 E) ist damit ab einer Tagesdosis von etwa 10 E gewährleistet, dass die Penpatrone fristgerecht aufgebraucht werden kann. Da gerade bei neu auf Insulin eingestellten Diabetikern die Dosen z.T. niedriger liegen, müssen die Anbruchdaten in diesem Fall notiert und Insulinreste nach Ablauf der Monatsfrist verworfen werden.
- **Ständige Verfügbarkeit**: Innsulinpflichtige Diabetiker sind auf die ständige Verfügbarkeit eines funktionsfähigen Pens angewiesen. Da bei den wiederverwendbaren Pens das Vorhalten eines typgleichen Ersatzgerätes kaum zu realisieren und bei den batteriekontrollierten Geräten (Optipen®, Innovo®) auch nicht sinnvoll ist, müssen alle Patienten mit einem Notfallset ausgestattet werden. Ein **Notfallset** besteht aus zwei U-100-Einmalspritzen ausreichender Größe (maximale Einzeldosis muss auf einmal aufgezogen werden können, im Interesse der Dosierungsgenauigkeit möglichst nicht größer 0.3-0.5 ml) und einer schriftlichen Bedienungsanleitung. Die begrenzte Verwendbarkeit und der korrekte Gebrauch der Geräte muss bei Ausgabe erläutert werden.
- **Geräte-Wartung**: Für die regelmäßige Überprüfung aller verwendeten Pens muss in der betreuenden Apotheke eine Wartungsroutine aufgebaut werden (materielle und personelle Voraussetzungen?). Die Patienten erhalten einen Gerätepass, in dem neben dem Bezugsdatum, dem verwendeten Insulin und dem Kanülentyp auch der Zeitpunkt der nächsten Wartung vermerkt wird (im Abstand von 6 bis maximal 12 Monaten). Bei der

Gerätekontrolle sollten nicht nur die Kanüle sondern auch die angebrochene Insulinpatrone entfernt werden (der Patroneninhalt kann mit Blutbestandteilen kontaminiert sein).

Wichtiger als die bloße Funktionskontrolle ist es jedoch, im Rahmen der Wartung auch die Handhabungskompetenz mit überprüfen zu können. Während ein ständiges Fragen nach dem korrekten Gebrauch von den Patienten vielfach als Bevormundung oder Kontrolle empfunden und abgewehrt wird, ist die Notwendigkeit einer Gerätewartung aus dem Alltag vertraut. Viele Handhabungsprobleme lassen sich bereits bei der Inspektion erkennen (Luftblasen!). Zusätzlich kann man den Patienten bitten, mit dem gerade geprüften Gerät die **drei Kernfähigkeiten (Patronenwechsel, Prüfen der Spritzbereitschaft, Entfernung von Luftblasen)** zu demonstrieren. Im Rahmen der Wartung können weiterhin Schulungsinhalte, wie etwa Einflussfaktoren auf die Resorptionsgeschwindigkeit bzw. Aspekte der Spritztechnik rekapituliert oder mögliche Akutkomplikationen erfragt werden (Zuschauen/zuhören statt erklären!)

6.6.4.3 Jet-Injektoren [KISSEL & VOLLAND 1994, SELAM & CHARLES 1990, ZIEGLER 2005]

Als Jet-Injektoren (Injex®) bezeichnet man nadelfreie Injektionshilfen, bei denen das Insulin durch eine Düse zu einem feinen Strahl gebündelt und unter Hochdruck subkutan appliziert wird. Jet-Injektoren enthalten in der Regel keine Insulinpatronen. Die zu applizierende Dosis wird vielmehr wie bei Einmalspritzen über einen Spritzenadapter aus handelsüblichen Insulinpatronen überführt (auch Mischungen von Normal- und Verzögerungsinsulin sind daher möglich).

Diese ursprünglich für Massenimpfungen entwickelten Geräte weisen eine Reihe von Vor- und Nachteilen auf. Die Akzeptanz in Fachkreisen und die Marktverbreitung sind noch immer gering.

Vorteile
- Mechanisch zuverlässig
- Schmerzärmere und nadelfreie Injektion (Spritzangst!). Trotz Verminderung des initialen Schmerzes kann der durch die Druckeinwirkung auf das Gewebe erzeugte verzögerte Injektionsschmerz und auch das Blutungsrisiko dennoch erhöht sein.
- Der Wirkungseintritt des applizierten Insulins ist wegen der druckbedingt großflächigeren subkutanen Verteilung des Wirkstoffs beschleunigt ($t_{max}\downarrow$ ca. 30 Minuten), kein oder sehr viel kürzerer Spritz-Ess-Abstand, Wirkdauer verkürzt, Wirkstärke erhöht).

- Geringere Inzidenz von Lipodystrophien bzw. entzündlichen Reaktionen an der Injektionsstelle (Firmen-Angaben).
- Jet-Injektoren erleichtern den planmäßigen Wechsel und das Erreichen möglicher Injektionsorte.

Nachteile
- Bei Umstellung von herkömmlichen Einmalspritzen oder Pens auf Jet-Injektoren ist in der Regel eine sorgfältige Dosisanpassung und Umstellungkontrolle erforderlich (abweichende Invasionskinetik).
- Zahlreiche Einflussfaktoren auf die Dosierungsgenauigkeit (senkrechtes Aufsetzen des Injektors, hinreichender Druck beim Aufsetzen, korrekte Druckstufenvorwahl in Abhängigkeit von Hautdicke und Insulindosis). Bei schwach ausgebildetem Unterhautfettgewebe steigt das Risiko einer ungewollten intramuskulären Gabe.
- Etwas höherer Preis
- Keine dokumentierten Studien zu den reklamierten Vorteilen (bessere Verträglichkeit?). Für die kontroverse Diskussion um ein möglicherweise erhöhtes Risiko einer partiellen Insulin-Denaturierung gibt es keine harten Daten.

Fazit: Jet-Injektoren werden von der Mehrzahl der Experten zurückhaltend bis kritisch bewertet. Eine Empfehlung kann angesichts der beschränkten Datenlage nicht ausgesprochen werden.

6.6.4.4 Insulinpumpen (CSII-Therapie)
Eine Sonderform der intensivierten Insulintherapie (Basis-Bolus-Konzept) besteht in der kontinuierlichen (in der Regel subkutanen) Insulin-Infusion mit Hilfe von Insulin-Pumpen.

In erster Linie zu wisssenschaftlichen Zwecken werden so genannte **Closed-Loop-Systeme (künstliche B-Zellen)** eingesetzt: Die Insulin-Infusionspumpen sind in einen geschlosssenen Regelkreis eingebunden. Die rechnergesteuerte Pumpe verwertet Daten eines implantierten, kontinuierlich messenden Glucosesensors und erlaubt eine annähernd euglykämische BZ-Einstellung ohne Tätigwerden des Patienten. Die Insulinabgabe erfolgt über einen intravenösen oder intraperitonealen Verweilkatheter. Hauptprobleme bei diesen zeitweilig in Serie produzierten Geräten (Bio-stator®) sind zum einen eine Verkapselung des Glucosesensors (die Blutzuckermessung als Grundlage der rechnergestützten Insulindosierung funktioniert maximal wenige Tage). Zum anderen erlauben Größe, Gewicht und Wartungsbedarf der Pumpen nur einen stationären Einsatz. Ein weiterer Nachteil der geschlossenen Systeme besteht in der mangelnden Berücksichtigung der kephalischen Phase der Insulinsekretion (physiologischerweise wird die Insulinsekretion durch zentralnervöse Mechanismen bereits vor Anstieg des Blutzuckerspiegels gesteigert). Diese Verhältnisse können durch eine vom Patienten programmierte Hormonausschüttung besser imitiert werden.

Open-Loop-Systeme (Accu chek Spirit®, H-Tron®, Minimed® etc.): Handliche, tragbare Infusionspumpen erlauben eine auf den Patienten maßgeschneiderte Programmierung des basalen Insulinbedarfs (maximal 50 Prozent des Tagesbedarfs, meist in einer Dosis von ca. 1 E/h kontinuierlich oder pulsatil freigesetzt; programmiert werden kann eine nächtliche Senkung, eine Verminderung bei körperlicher Aktivität um ca. 20 bis 50 Prozent sowie eine Steigerung der Insulin-Abgabe bei interkurrenten Infekten oder in den frühen Morgenstunden [Dawn-Phänomen]). Der prandiale Mehrbedarf wird auf der Grundlage einer externen Blutzuckermessung auf Knopfdruck als Bolus gegeben (entsprechend dem Kohlenhydratgehalt der Nahrung und dem Ausgangsblutzucker; Korrekturfaktor je nach Tageszeit [Insulinbedarf morgens > mittags und abends]).

Die doppelwandigen, batteriebetriebenen und mikroprozessorgesteuerten Insulinpumpen weisen einen Innen- und Außenkatheter auf, die Fixierung der alle 2 bis 3 Tage zu wechselnden Infusionskanülen (facettiert geschliffene Edelstahlkanülen oder – im Falle einer Nickelallergie – Teflon-Infusionskanülen, die mit Hilfe eines Mandrins eingestochen werden) erfolgt mit Hilfe hautfreundlicher Pflaster. Die Geräte unterscheiden sich bezüglich der Anzahl programmierbarer Basalraten, der Geschwindigkeit der Bolus-Abgabe, der Alarm- und Sicherungseinrichtungen (Batterie- oder Pumpenausfall, Katheterverstopfung oder -dislokation), der Wasserdichtigkeit und dem Preis.

Indikation und Patientenauswahl

Wegen der besonderen Anforderungen an die Zuverlässigkeit und Kooperativität der Patienten ist die Pumpentherapie nur bei wenigen Diabetikern und hier praktisch nur bei Typ-1-Diabetikern indiziert:

Kontinuierlicher Einsatz: Typ-1-Diabetiker mit schlechter Stoffwechelführung trotz intensivierter Therapie (ausgeprägtes Dawn-Phänomen, Brittle-Diabetes), mit ausgeprägten Hypoglykämie-Wahrnehmungsstörungen bei häufiger Hypoglykämie bzw. bei berufsbedingt hohen Anforderungen an die Flexibilität (z. B. Schichtarbeiter). Patienten, die mit intensivierter Therapie gut eingestellt sind, sollten nicht umgestellt werden.

Passagerer Einsatz: Präkonzeptionell und während der Schwangerschaft, perioperativ, bei schmerzhafter Polyneuropathie und bei Wundheilungsstörungen im Rahmen des diabetischen Fußes.

Allgemeine Voraussetzungen für die Aufnahme einer Pumpentherapie bei geeigneten Patienten sind eingehende Schulungen (Blutzuckerselbstkontrolle, Gerätebedienung [individuelle Programmierung, Batteriewartung, Sicherungssysteme], Hygiene, Haut- und Katheterpflege, Verhalten bei Hypo- und Hyperglykämie, Pumpenwechsel) und engmaschige Kontrollen in der Eingewöhnungsphase. Der Einsatz von Insulinpumpen ist kontraindiziert bei Unzuverlässigkeit bzw. Non-Compliance, bei psychischer Labilität bzw. psychiatrischen Erkrankungen. Wegen des erhöhten Hypoglykämierisikos bzw. der gravierenderen Auswirkungen einer Hypoglykämie sollte der Einsatz bei Patienten mit zerebralen Krampfanfällen, fortgeschrittener koronarer Herzkrankheit oder Gastroparese aufgrund autonomer Neuropathie nur bei strenger Indikation erwogen werden.

Vorteile der Insulinpumpen-Therapie
- Gewinn an Lebensqualität,
- Diätliberalisierung (Zwischenmahlzeiten können entfallen, Hauptmahlzeiten verschoben bzw. ganz ausgelassen werden; Insulindosen werden den Mahlzeiten angepasst, nicht umgekehrt),
- Verbesserung der Stoffwechselführung (normnahe Blutzuckerspiegel, normnahes $HbA1_c$, weniger Hypoglykämien; Verbesserung des Lipidstoffwechsels, Senkung des Wachstumshormonspiegels, Normalisierung der peripheren Glucose-Aufnahme).
- Hierdurch langfristig: Verminderung diabetes-assoziierter Spätkomplikationen (Retinopathie, Neuropathie, Nephropathie etc.). Eine differenzierte Bewertung ist notwendig. Bei diabetischer Retinopathie initiale Verschlechterung bei proliferativen oder präproliferativen Formen, aber bei noch nicht zu weit fortgeschrittener Erkrankung nur passager. Bei der Nephropathie nur bei Frühstadien positiver Einfluss auf Prognose und Progression, dann aber konventioneller bzw. intensivierter Therapie überlegen.

Probleme bei der Anwendung
- Insulinpumpen injizieren ein modifiziertes, zum Teil stabilisatorhaltiges Normalinsulin (Insuman Infusat®, Velosulin®). Da kein subkutanes Depot gebildet wird, kann eine Katheterdislokation, ein Abknicken oder Verstopfen des Katheters oder ein Batterie- bzw. Pumpenausfall rasch zu Ketoazidosen bis hin zum Koma führen (Blutzuckeranstieg nach 1 bis 2 Stunden: Bei unklaren Hyperglykämien muss daher stets und umgehend auf Ketonkörper im Urin geprüft werden. Ggf. Gabe von Altinsulin mit Pen oder Einmalspritze). Weitere häufige Ursachen ketotischer Entgleisungen sind interkurrente Infekte. Hypoglykämien können z. B. bei unzureichender Berücksichtigung der körperlichen Aktivität auftreten. Die Inzidenz von Ketoazidosen ist bei eingehender Schulung und sorgfältiger Patientenauswahl nicht höher als bei konventioneller Therapie.
- Wegen der langen Verweildauer der Kanülen sind hygienische Probleme, Infektionen und Abszesse, zum Teil auch Pflasterallergien im Bereich der Einstichstelle, häufiger.
- Der Patient muß technische Störungen sofort erkennen und beheben können (Notfallausweis, 24-Stunden-Kundendienst).
- Die Hypoglykämie-Warnsymptome können nach langen Phasen normnaher

Blutzuckereinstellung deutlich abgeschwächt oder modifiziert sein (eng maschigere Blutzuckerkontrollen).

6.6.4.5 Perspektive: Inhalatives Insulin

Während eine transdermale Applikation nur mittels Iontophorese möglich ist und die nasale Anwendung den Zusatz schlecht schleimhautverträglicher Enhancer erforderlich macht, steht mit der Inhalation von Insulin der erste alternative Applikationsweg kurz vor der Markteinführung.

Die bronchopulmonale Anwendung, die durch die große Lungenoberfläche ermöglicht wird, ist der subkutanen Injektion hinsichtlich der Geschwindigkeit der Resorption überlegen (etwas langsamer als nach i.v.-, vergleichbar rasch wie bei nasaler Gabe). Bei dem gemeinsam von Sanofi-Aventis und Pfizer entwickelten Verfahren wird Insulin als mikronisiertes Trockenpulver eingesetzt. Voraussetzung für eine gute alveoläre Deposition sind in ihrer Größe eng klassierte Partikel (< 5 μm) und ein geeignetes Inhalationssystem. Bei dem Innovo™-Inhalator wird das Insulin in einer Verneblerkammer mittels Druckluft in ein stabiles Aerosol überführt, welches dann mit einem langsamen, tiefen Atemzug inhaliert werden kann. Da die Aerosolerzeugung im Gegensatz zu den meisten marktüblichen Pulverinhalatoren nicht durch den inspiratorischen Atemfluss erfolgt, zeigt der Wirkungsgrad des Systems eine geringere Abhängigkeit von der Lungenfunktion des Anwenders. Für das inhalierbare Insulin (Exubera®) wurde mittlerweile der Zulassungsantrag gestellt. Novo Nordisk arbeitet an der Entwicklung eines Insulin-Lösungsaerosols (AERx®-iDMS).

Durch inhalierbares Insulin kann nur der prandiale Mehrbedarf zugeführt werden. Zur Deckung des basalen Insulinbedarfs ist weiterhin die subkutane Gabe eines Verzögerungsinsulins erforderlich. Im Rahmen der klinischen Erprobung wurde für inhalierbares Insulin eine vergleichbar gute Beeinflussung der Stoffwechselparameter nachgewiesen. Auch die Inzidenz von Hypoglykämien ist nicht gesteigert. Nachteilig ist die etwa um den Faktor 10 geringere Bioverfügbarkeit des pulmonalen Applikationsweges (Verteuerung). Die Eignung für Patienten mit Atemwegserkrankungen (Asthma, COPD, Emphysem. Raucher) sowie die Auswirkungen passagerer Einschränkungen der Lungenfunktion (Atemwegsinfekt), die zu einer Steigerung des Insulinbedarfs und gleichzeitig zu einer möglichen Verminderung der Deposition führen, können derzeit noch nicht abschließend beurteilt werden [KISSEL & VOLLAND 2001, VERSPOHL 2005].

Literatur (Auswahl)

ANON (2004): Pens: Stechen und stechen lassen. *Diabetes-Journal* 53(5): 32 – 39.

BERGER, M., JÖRGENS, V. (1995): Praxis der Insulintherapie. 5. Auflage. Berlin, Heidelberg, New York: Springer.

BGesBl (1985): Anforderungen der Krankenhaushygiene bei Injektionen und Punktionen *BGesBl* 28 (1985), 186 – 187

COVINGTON, T. R. et al. Eds. (1993): Handbook of Nonprescription Drugs. 10th ed. Washington: American Pharmaceutical Association.

DIERS, K. (2005): Diabetes mellitus Typ 1 und Typ 2. Manuale zur Pharmazeutischen Betreuung Bd. 3. 3. Aufl. Eschborn Govi.

GINSBERG, B. H. , PARKES, J. L., SPARACINO, C. (1994): The kinetics of insulin administration by insulin pens. *Horm. Metabol. Res.* 26: 584 – 587.

HÜRTER, P. (1992): Diabetes bei Kindern und Jugendlichen. 4. Auflage. Berlin, Heidelberg, New York: Springer.

KIRCHER, W. (2000): Arzneiformen richtig anwenden. 2. Auflage. Stuttgart: Dtsch. Apotheker Verlag.

KIRCHER, W. (2002): Anwendung von Insulinpens *Dtsch. Apoth. Ztg.* 142: 3863 – 3873.

KISSEL, T., VOLLAND, C. (1994): Applikationsformen des Insulins. *Dtsch. Apoth. Ztg.* 134 (1994), 549 – 560.

MEHNERT, H., SCHÖFFLING, K., STANDL, E., USADEL, K. H. (Hrsg.) (1994): Diabetologie in Klinik und Praxis. Stuttgart und New York: Thieme.

RITSCHEL, W. (1973): Angewandte Biopharmazie. Stuttgart: WVG.

SAMMLER, A. et al. (1990): Probleme älterer, insulinspritzender Diabetiker bei der ambulanten Behandlung. *Versicherungsmedizin* 42: 59 – 64.

SCHMEISL, W. (1994): Schulungsbuch für Diabetiker. Fischer, Jena und Stuttgart.

SELAM, J. L., CHARLES, M. A. (1990): Devices for insulin administration. *Diabetes Care* 13: 955 – 979.

VERSPOHL, E. (2005): Therapie des Diabetes mellitus. Neue Entwicklungen und Hoffnungen. *Med. Mschr. Pharm.* 28(6): 193 – 202.

WALDHÄUSL, W., GRIES, W. A. (1996): Diabetes in der Praxis. 2. Auflage. Springer: Berlin, Heidelberg, New York.

ZIEGLER, A. S. (2005): Nadelfreie Injektionssysteme. *Dtsch. Apoth. Ztg.* 145: 50 – 56.

6.7 Lagerung und Lagerstabilität von Insulin

Auch die Frage der Lagerstabilität sowie die Einhaltung entsprechender Vorschriften ist für den Patienten von praktischer Bedeutung. Dabei ist das Ausmaß der Temperatureinflüsse auf Stabilität und biologische Aktivität von (i) der jeweiligen Insulinart, (ii) dem pH-Wert der Zubereitung, (iii) der Art der Primärverpackung sowie mechanischen Einflüssen abhängig.

Normalinsuline und Insulin-Zink-Suspensionen weisen eine höhere Stabilität als NPH-Insulin-Suspensionen auf. Die klaren Normalinsulin-Lösungen vertragen auch eine längere Aufbewahrung bei höheren Temperaturen, sofern sie nicht regelmäßigen Erschütterungen ausgesetzt sind. In diesem Fall kommt es in der Folge einer oberflächlichen Adsorption der Insulin-Moleküle zur Präzipitation und teilweisem Verlust der biologischen Aktivität, weshalb bei Pumpeninsulinen meist ein Stabilisator zugesetzt wird (10 ppm Genopol/ml als oberflächenaktive Substanz: belegt Oberflächen und verhindert so Adsorption und Präzipitation sowie deren mögliche Folgen [Katheterverstopfung, Fehldosierungen]).

Beim Einfrieren von Altinsulin kommt es zu einer nach Auftauen reversiblen Präzipitation ohne nennenswerte Beeinflussung der biologischen Aktivität. Demgegenüber führt das Einfrieren von NPH-Insulin-Suspensionen (und in geringerem Maße auch von Insulin-Zink-Suspensionen) zu einer Konformationsänderung und Insulinaggregation. Die Sedimentationsgeschwindigkeit ist aufgrund der größeren Partikel beschleunigt, die Homogenisierbarkeit eingeschränkt. Abgesehen von der Erschwerung einer konstanten Dosierung bewirkt das Einfrieren eine nicht vorhersehbare Beeinflussung der Invasionskinetik.

Bei Lagerung über 25 °C kommt es zu einer Einschränkung der Homogenisierbarkeit, bei Lagerung über 50 °C zu einer Koagulation und Flocken- bzw. Klumpenbildung. Die Verminderung der biologischen Aktivität beträgt zwischen < 1 Prozent (bis zu 6 Wochen bei Raumtemperatur), < 4 Prozent (Lagerung bei 37 °C: Altinsulin < NPH-Insulin) bzw. 5 bis 20 Prozent bei Temperaturen > 60 °C.

Neben der Temperatur haben UV-Einstrahlung bzw. mechanische Faktoren (Erschütterung) Einfluss auf die Lagerstabilität bzw. Aktivität von Insulinzubereitungen.

Hieraus können folgende **Lagervorschriften** abgeleitet werden:
- Insulin-Vorräte im Kühlschrank bei Temperaturen zwischen 2 °C und 8 °C aufbewahren (vorzugsweise im Gemüsefach). Ein Einfrieren ist bei allen Insulinarten sorgfältig zu vermeiden (cave Kontakt der Primärverpackung mit Kühlakkus oder Kühlaggregaten). Die Empfehlung, Insulin bei Flugreisen nicht ins normale Gepäck zu geben, ist dagegen nur in der Gefahr eines möglichen Verlustes begründet.
- Die angebrochene Insulin-Ampulle (U40) kann, die angebrochene Insulin-Patrone (U100) bzw. der angebrochene Insulin-Einmalpen (U100) soll bei Raum-

temperatur gelagert werden (bei Lagerung im Kühlschrank Blasenbildung!). Die Aufbrauchsfristen betragen bei Raumtemperatur etwa vier Wochen, bei Körpertemperatur sind sie deutlich kürzer (Anbruchdatum auf Ampulle/Patrone vermerken).

- Eine kurzfristige Erwärmung auf Temperaturen von bis zu 37 °C ist je nach Insulinart unproblematisch und bis zu einigen Tagen möglich. Bei reisebedingt höheren Umgebungstemperaturen sollten stärkere Temperaturbelastungen durch eine zumindest improvisierte Kühllagerung (Kühlbox mit oder ohne Kühlakku, Thermoskanne) vermieden werden. Cave Spitzentemperaturen von bis zu 70 °C im Auto, z. B. hinter der Windschutzscheibe und im Handschuhfach (die niedrigsten Temperaturen sind auf dem Boden des Kofferraums sowie unter den Sitzen zu verzeichnen [KIRCHER 2000]. Eine direkte Einwirkung von Sonnen- oder UV-Strahlen ist auszuschließen.

- Auch korrekt gelagerte NPH-Insuline können durch das so genannte Frosting-Phänomen (eiskristallartige Niederschläge an der Innenwand der Ampullen oder Patronen) eine deutliche Aktivitätsminderung erfahren. Die Insulinampullen bzw. -patronen sollen daher regelmäßig inspiziert und bei nicht homogenisierbaren Ausfällungen nicht mehr verwendet werden [KIRCHER 2000]. Auch einmal gefrorene Insulinzubereitungen sollen verworfen werden.

Literatur

KIRCHER, W. (2000): Arzneiformen richtig anwenden. 2. Auflage. Stuttgart: Dtsch. Apotheker Verlag.

7 Strategien der Insulintherapie

7.1 Indikation

Beim Vorgehen nach dem Stufenplan der Nationalen Versorgungsleitlinie bereitet die rechtzeitige Indikationsstellung für eine Insulintherapie in aller Regel kein Problem (siehe Kapitel 3). Spätestens wenn mit einer Zweifachkombination von oralen Antidiabetika die individuellen Zielwerte nicht erreicht werden, ist die Indikation für die Insulintherapie gegeben.

In diesem Zusammenhang sei noch einmal darauf hingewiesen, dass die Zielwerte zwar individuell festzulegen sind, abgesehen von hochbetagten und multimorbiden Patienten mit schlechter Prognose sich aber weitgehend an der Normoglykämie orientieren.

Es sollen nicht nur die $HbA1_c$-Werte beachtet werden (in der Regel Zielwert unter 6,5 Prozent), sondern insbesondere auch die postprandialen Blutzuckerwerte zwei Stunden nach dem Essen (idealerweise unter 135 mg/dl). Gerade die postprandialen Blutzuckerwerte stellen die wesentlichen Schrittmacher für die gefürchteten Gefäßerkrankungen dar, und niedrige $HbA1_c$-Werte lassen sich ausschließlich dann erreichen, wenn gezielt die postprandialen Werte abgesenkt werden.

7.1.1 Frühere Insulintherapie

In Modifikation des Stufenplanes kann im Einzelfall die Indikation zur Insulintherapie auch schon früher gestellt werden. Dies trifft zum Beispiel bei extremen Stoffwechselentgleisungen zu, in der Regel also wenn die Blutzuckerwerte schon nüchtern weit über 200 mg/dl sind, und postprandial dann noch wesentlich stärker ansteigen. Hier ist ein Vorgehen mit oralen Antidiabetika in aller Regel nicht zielführend, weil innerhalb der gegebenen Zeit auch nur das annähernde Erreichen von Zielwerten unmöglich ist.

Auch sehr schlanke Patienten sind in der Regel frühzeitig auf eine Insulintherapie angewiesen, weil die Insulinresistenz in der individuellen Pathogenese hier eine geringere Rolle spielt, wohingegen das Sekretionsdefizit entscheidend ist. Andererseits müssen gerade extrem übergewichtige Patienten, insbesondere mit abdomineller Adipositas, häufig frühzeitig mit Insulin behandelt werden. Die Insulinresistenz ist bei diesen Patienten so ausgeprägt und die Blutzuckerwerte sind so hoch, dass ein Vorgehen mit Tabletten wenig aussichtsreich erscheint.

7.1.2 Psychologie der Insulintherapie

Vor dem Hintergrund der Tatsache, dass heutzutage die meisten Patienten mit Diabetes eher früher als später einer Insulintherapie bedürfen (strenge Zielwerte!), ist es wenig hilfreich, den Patienten von vorneherein mit einer Insulintherapie zu drohen. Oft wird nämlich eine Insulintherapie als schwerste Strafe von den Therapeuten angekündigt, sofern der Patient nicht die notwendigen Empfehlungen zur Umstellung der Lebensweise einhält. Wenn dann der Zeitpunkt für eine Insulintherapie gekommen ist, ist die psychologische Resistenz der Patienten gegen diese als vernichtende Endlösung empfundene Therapie so groß, dass die Therapieumstellung immer weiter hinausgeschoben werden muss. Dies erhöht das Risiko für das Entstehen von Komplikationen erheblich. Es ist empfehlenswert, dass der Patient frühzeitig auf eine später notwendige Insulintherapie hingewiesen wird. Es muss dabei betont werden, dass mit den modernen Hilfsmitteln eine Insulintherapie sicher, effektiv und schmerzlos durchzuführen ist, sowie eine gute Lebensqualität des Patienten bis ins hohe Alter hinein sichergestellt werden kann.

Bei ablehnender Haltung des Patienten gegenüber einer Insulintherapie hat es sich bewährt, gezielt nach den Gründen für die Ablehnung zu fragen. Hier tauchen oft Ablehnungsgründe auf, die sich eine professionell im Gesundheitswesen tätige Person auch mit aller Phantasie kaum vorstellen kann, die häufig irrational sind und oft problemlos im Gespräch gelöst werden können.

Eine gute Vorgehensweise bei kritischen Patienten ist auch »Insulin auf Probe«: Hier wird per Handschlag mit dem Patienten vereinbart, dass eine Insulintherapie auf Probe begonnen wird, damit der Betroffene erst einmal am eigenen Leibe einschätzen kann, was eine Insulintherapie für den Alltag wirklich bedeutet. Wichtig ist eine Probezeit von mindestens drei bis vier Wochen. Erst nach dieser Zeit spürt der Patient nämlich eine deutliche Verbesserung der Befindlichkeit durch die verbesserte Blutzuckereinstellung, die mit einer merklichen Zunahme der geistigen und körperlichen Leistungsfähigkeit einhergeht.

7.1.3 Nebenwirkungen der Insulintherapie

In den ersten ein bis zwei Wochen einer Insulintherapie sind häufig Nebenwirkungen zu verspüren:

- Gewichtszunahme,
- Pseudohypoglykämien (siehe Kapitel 7),
- vorübergehende Sehverschlechterung.

Es ist oft sinnvoll, den Patienten schon vor Beginn einer Insulintherapie auf die möglichen Nebenwirkungen hinzuweisen. Wenn nach Überwindung der Nebenwirkungen die zunehmende Verbesserung der Befindlichkeit eintritt, will kaum ein Patient mehr die Insulintherapie wieder absetzen. Schon im Vorfeld ist oft der

Hinweis sinnvoll, dass eine Insulintherapie entgegen der landläufigen Meinung jederzeit auch wieder abgesetzt werden kann und auf eine Tablettentherapie zurückgestellt werden kann – dann aber oft mit dem gleichen schlechten metabolischen Ergebnis wie vorher. Es gibt aber auch Fälle, bei denen nur eine vorübergehende Insulintherapie erforderlich ist. Durch Absenken der Blutzuckerwerte verringert sich nämlich die metabolische Resistenz (siehe Kapitel 1), worauf die weitere Therapie wieder mit Tabletten erfolgen kann.

Die vorübergehende Sehverschlechterung betrifft in erster Linie das Kleingedruckte und beruht auf einem osmotischen Glucosegradienten zwischen der Linse des Auges und dem umgebenden Gewebe bzw. Blut. Sie lässt sich erforderlichenfalls durch Benutzung einer „Einmalbrille" überbrücken. Selbstverständlich muss aber vor jeder Neueinstellung eines Diabetes eine augenärztliche Untersuchung veranlasst werden. Beim Vorliegen einer proliferativen Retinopathie kann nämlich ein zu rasches Absenken der Blutzuckerwerte zur Erblindung führen.

Als wichtiges Problem der Insulintherapie verbleibt die Gewichtszunahme. Im Regelfall ist durchaus mit einigen Kilogramm zu rechnen. Die Gewichtszunahme setzt sich zusammen aus einem rasch einsetzenden Anteil durch Rehydrierung des im Rahmen der vorhergegangenen Polyurie dehydrierten Körpers. Dieser Vorgang ist pathophysiologisch sinnvoll und notwendig. Der initialen raschen Gewichtszunahme durch Rehydrierung folgt ein langsamer kontinuierlicher Gewichtsanstieg, der in erster Linie durch zunehmenden Fettaufbau bedingt ist.

Hierbei ist zu beachten, dass durch eine Insulintherapie die vorher in aller Regel vorhandene Glucosurie gestoppt wird und bei vielen Patienten damit ca. 100 g Glucose mehr pro Tag dem Körper zur Verfügung stehen, Der Körper kann bei rekompensiertem Stoffwechsel diese Kalorienmenge von 400 kcal täglich unmittelbar in Fettvorräte umsetzen. Der Patient kann diese Gewichtszunahme vermeiden, wenn er um den Betrag der bisherigen Glucosurie weniger Kalorien zu sich nimmt, oft also einige 100 kcal pro Tag. Zahlreiche Untersuchungen haben gezeigt, dass durch vernünftige Lebensweise, also kalorienreduzierte Ernährung und Bewegung, die Gewichtszunahme unter einer Insulintherapie weitgehend ausbleiben kann. Dies ist ein wichtiger Informationsinhalt für die Patienten.

Darüber hinaus unterscheiden sich die verschiedenen Insulintherapie-Strategien im Hinblick auf die zu erwartende Gewichtszunahme. Je höher der Anteil an kurz wirksamen Insulinen ist, und je geringer der Anteil an lang wirksamen Basisinsulinen, desto geringer wird die Gewichtszunahme ausfallen. Außerdem sollte eine Insulintherapie möglichst immer mit einer Metformin-Basismedikation kombiniert werden. Dadurch kann Insulin eingespart werden, eine nächtliche Insulingabe oft entfallen, und der Gewichtsverlauf ist wesentlich günstiger (anorektigene Wirkung des Metformins).

7.2 Basalinsulin in Kombination mit oralen Antidiabetika

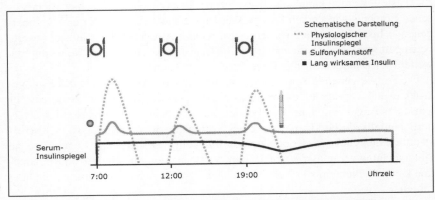

Abb. 9: Insulintherapie: Basalinsulin in Kombination mit oralen Antidiabetika

Als einfacher Einstieg in die Insulintherapie bietet sich die Kombination von Basalinsulin mit oralen Antidiabetika an. Im Allgemeinen wird ein Basalinsulin für die Nacht verwendet.

Häufig wird das lang wirksame Insulinanalogon glargin (Lantus®) benutzt, dessen Kombination mit Glimepirid (Amaryl®) auch unter der Bezeichnung »BOT« (basal unterstützte orale Therapie) propagiert wird.

Selbstverständlich funktioniert diese Therapie auch unter Verwendung von konventionellem NPH-Verzögerungsinsulin, was dann aber frühestens um 22 Uhr in den Oberschenkel injiziert werden muss. Gerade angesichts der pharmaökonomischen Zwänge und der Vorschriften im Disease-Management-Programm DMP wird häufig der Einstieg über NPH-Insulin als Bedtime-Insulin gewählt. Nur wenn der Patient sehr früh ins Bett geht, schon zu einem früheren Zeitpunkt von einer anderen Person, z. B. Sozialdienst, gespritzt werden muss, oder wenn unter dem NPH-Insulin nächtliche Unterzuckerungen aufgetreten sind, wird auf das Insulin-Analogon Lantus® gewechselt.

Wegen des weitgehend glatten Wirkungsverlaufes über die Nacht bei ansteigendem Insulinbedarf morgens ist es unter Verwendung von Insulin glargin aber häufig erforderlich, dass sehr hohe Insulindosen appliziert werden (in der Regel ca. 0,5 IE pro Kilogramm Körpergewicht und mehr). Insulin glargin entfaltet dann auch tagsüber eine starke Wirkung, was zu Unterzuckerungen zwischen den Mahlzeiten führen kann. Es sind häufig Zwischenmahlzeiten erforderlich, und die hohe Basalinsulindosis führt generell leichter zur Gewichtszunahme.

Für das Gelingen dieser Therapie ist es von größter Bedeutung, dass die Dosis des nächtlichen Insulins so lange gesteigert wird, bis gute Nüchternblutzuckerwerte (idealerweise unter 110 mg/dl) erreicht werden. Die Grenze für die Dosissteigerung für das Verzögerungsinsulin ist meistens durch das Auftreten von Unterzuckerungen während der Nacht und tagsüber definiert.

Die Tablettentherapie tagsüber kann erfolgen mit Sulfonylharnstoffen, kurz wirksamen Gliniden (was angesichts der Bedeutung der postprandialen Blutzuckerspitzen besonders intelligent erscheint), oder mit Metformin. Auch beim Vorhandensein von anderen oralen Antidiabetika sollte Metformin nach Möglichkeit immer hinzukombiniert werden.

7.2.1 Vorteile

Zusammengefasst sind die größten Vorteile der Kombinationstherapie aus Basalinsulin mit oralen Antidiabetika im einfachen Beginn der Insulintherapie zu sehen, was sowohl dem Arzt als auch dem Patienten den oft gefürchteten Einstieg erleichtert. Die empfohlene Dosis zum Beginn der Insulintherapie liegt im Allgemeinen bei 10 IE Verzögerungsinsulin zur Nacht. Die Hypoglykämiegefahr in der Nacht ist beim Typ-2-Diabetiker im Allgemeinen nicht sehr hoch, die Tablettentherapie kann tagsüber beibehalten werden, und der Patient fühlt sich durch die Injektion beim Zubettgehen in seiner Lebensführung nicht eingeschränkt.

7.2.2 Nachteile und Grenzen

Die Therapie hat aber auch ihre Grenzen: Nur ein kleinerer Anteil der Patienten erreicht wirklich die geforderten $HbA1_c$-Zielwerte. Durch das Fehlen von kurzwirksamem Insulin tagsüber werden auch in aller Regel die so wichtigen postprandialen Blutzuckerzielwerte nicht erreicht. Es muss von vornherein klar sein, dass diese Therapieform nur eine Einstiegstherapie darstellt. Eher früher als später muss sie durch prandial gegebenes kurz wirksames Insulin ergänzt werden. Es sind in der Regel hohe Insulindosen für die Nacht erforderlich und häufig ist ein erheblicher Gewichtsanstieg der Patienten zu beklagen.

7.3 Konventionelle Therapie mit Mischinsulinen

Die konventionelle Therapie unter Verwendung von Mischinsulinen, die sowohl einen kurz als auch einen lang-wirksamen Anteil aufweisen, ist eine klassische und weit verbreitete Technik. In aller Regel muss die Injektion jeweils vor dem Frühstück und vor dem Abendessen erfolgen. Die Mengenverhältnisse zwischen Frühstück und Abendessen variieren je nach Umfang der Mahlzeiten und Ausprägung der nächtlichen Insulinresistenz von 2 : 1 (typische Verteilung) über 1 : 1 bis zu 1 : 2.

Auch diese Therapie sollte wenn immer möglich mit Metformin kombiniert werden, um Insulin einzusparen und die nächtliche Gluconeogenese günstig zu beeinflussen. In Kombination mit Metformin erwartet man im Durchschnitt

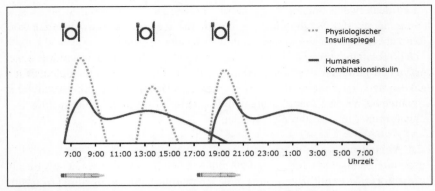

Abb. 10: Insulintherapie: Konventionelle Therapie mit Mischinsulinen

einen Gesamtinsulinbedarf von ca. 0,5 IE/kg Körpergewicht, ohne orale Anti-diabetika einen Gesamtinsulinbedarf von ca. 1 IE/kg Körpergewicht.

Zum Einstieg wird man für diese Therapie aber geringere Insulindosen wählen. Sie orientieren sich entweder an der bisher gebrauchten Dosis (falls vorher schon eine andere Insulintherapie bestand) oder an der Höhe der Blutzucker-werte. Ein sicherer Einstieg beim Essen eines größeren Frühstücks besteht in der Empfehlung von 6 IE morgens und 12 IE abends.

Je adipöser der Patient ist, insbesondere im Bereich des Abdomens, desto hö-her muss der Anteil an kurz wirksamem Insulin sein. Es wird also beim adipösen Patienten in aller Regel ein 50:50-Mischinsulin (50 Prozent Normalinsulin und 50 Prozent Verzögerungsinsulin) zur Anwendung kommen. Es ist aber auch durchaus möglich, dass gerade für die Überbrückung der Nacht ein höherer An-teil an Verzögerungsinsulin gewählt werden muss, also eine abendliche Gabe von einem 30:70-Mischinsulin mit 30 Prozent kurz wirksamem und 70 Prozent län-ger wirksamem Insulin.

Es existieren auch gute Studiendaten über die Applikation von 3 mal täglich 50:50-Mischinsulin. Erstaunlicherweise kommt es hierbei kaum zu Überlap-pungsphänomenen mit bedenklichen Unterzuckerungen.

Gerade angesichts der großen Bedeutung der postprandialen Blutzuckerwerte finden Mischinsuline mit einem kurz wirksamen Analoga-Anteil (z. B. NovoMix oder Humalog Mix) eine immer größere Verbreitung. Sie tragen dazu bei, dass sich die Diabeteseinstellung bei konventioneller Therapie wesentlich verbessert. Ihre Indikation ist immer dann zu sehen, wenn mit konventionellen Mischinsuli-nen die postprandialen Blutzuckerwerte nicht ausreichend kontrollierbar sind oder zu viele Hypoglykämien vorkommen.

7.3.1 Vorteile

Zusammengefasst bietet die Therapie mit Mischinsulinen (konventionelle Therapie) ebenfalls die Möglichkeiten einer einfachen Therapie, die Arzt und Patient den Einstieg bzw. Ausbau einer Insulintherapie erleichtern. Es sind nur gelegentliche Blutzuckermessungen erforderlich und die Injektionsfrequenz ist nicht höher als zweimal pro Tag. Studien belegen ein häufig erstaunlich gutes HbA1$_c$ Ergebnis mit konventioneller Insulintherapie.

7.3.2 Nachteile und Grenzen

Als Nachteil dieser Insulintherapie ist zu werten, dass die Insulinspiegel dem physiologischen Muster nicht sehr gut entsprechen. Wegen des am Vormittag und schon gegen Mitternacht wirksamen Verzögerungsinsulins entsteht eine erhöhte Hypoglykämiegefahr, wodurch häufig Zwischen- bzw. Spätmahlzeiten erforderlich sind und ein Gewichtsanstieg zu beklagen ist. Das Mittagessen wird von der Morgenspritze abgedeckt und kann daher sowohl im Kohlenhydratgehalt als auch vom Zeitpunkt her kaum variiert werden. Generell ist die Flexibilität im Tagesrhythmus gering, weshalb sich diese Therapie in erster Linie für Patienten mit geregeltem und gleichförmigem Tagesablauf eignet.

7.4 Prandiale Insulinsubstitution

Die prandiale Insulintherapie unter Verwendung von kurzwirksamen Insulinen vor jeder Hauptmahlzeit und erforderlichenfalls einem Verzögerungsinsulin für die Nacht, stellt derzeit die „hohe Schule" der Insulintherapie des Typ-2-Diabetes dar.

In den meisten Fällen sollte zunächst mit einer alleinigen Gabe kurz wirksa-

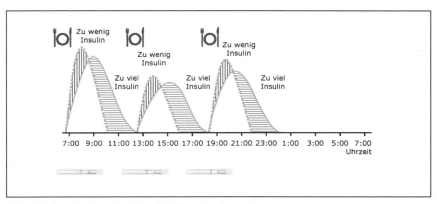

Abb. 11: Insulintherapie: Prandiale Insulinsubstitution

men Insulins vor dem Essen begonnen werden. Eine Kombination mit Metformin ist auch hier stets anzustreben. In vielen Fällen ist dann eine zusätzliche nächtliche Insulingabe nicht erforderlich.

Die Mengenverhältnisse des gespritzten Insulins zu den jeweiligen Hauptmahlzeiten betragen ca. 3 : 1 : 2 für Frühstück : Mittagessen : Abendessen. Die gesamte Insulinmenge ergibt sich aus der Menge des bisher gespritzten Insulins (bei vorbestehender Insulintherapie). Bei bisheriger Tablettentherapie wird der Nüchtern-Blutzuckerwert (in mg/dl) bei schlanken Patienten mit dem Faktor 0,2 multipliziert bzw. mit 0,3 bei abdomineller Adipositas.

Beispiel:
Unter der bisherigen, nicht mehr ausreichenden Tablettentherapie eines eher schlanken Patienten betrug der Nüchtern-Blutzucker 200 mg/dl. Bei Umstellung auf eine prandiale Insulintherapie werden die 200 mg/dl mit dem Faktor 0,2 multipliziert: Es ergibt sich ein Gesamtinsulinbedarf von 40 IE pro Tag. Diese Menge wird auf die drei Hauptmahlzeiten im Verhältnis 3:1:2 aufgeteilt. Somit ergeben sich ca. 20 IE kurz wirksames Insulin vor dem Frühstück, ca. 7 IE vor dem Mittagessen und ca. 13 IE vor dem Abendessen. Aus Sicherheitsgründen können die Anfangsdosen um ca. 1/3 verringert werden.

Abgesehen von ganz außergewöhnlichen Essensmengen ist die Menge der zugeführten Kohlenhydrate für das Verhältnis 3:1:2 kaum von Bedeutung. Die Verhältnisse spiegeln vielmehr die unterschiedlichen Grade der Insulinresistenz im Verlaufe eines Tages wider.

Im weiteren Verlauf werden die einzelnen Insulindosen gesteigert, bis die gewünschten postprandialen BZ-Werte zwei Stunden nach dem Essen erreicht sind, idealerweise unter 135 mg/dl. Daher sind während der Einstellungsphase

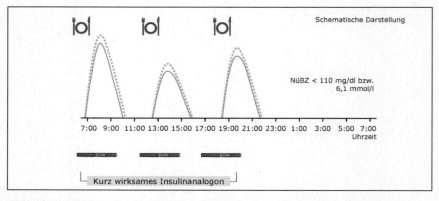

Abb. 12: Insulintherapie: Prandiale Insulinsubstitution ohne Basalinsulin zur Nacht

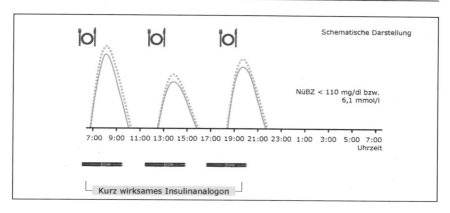

Abb. 13: Insulintherapie: Prandiale Insulinsubstitution mit Basalinsulin zur Nacht

prä- und postprandiale BZ-Bestimmungen erforderlich. Für die Praktikabilität der prandialen Insulinsubstitution im Langzeitverlauf ist aber wichtig, dass bei dem in der Regel relativ stabilen BZ-Verlauf des Typ-2-Diabetikers später lediglich zwei bis drei Blutzucker-Tagesprofile (bestehend aus prä- und postprandialen Werten) pro Woche erforderlich sind, an den anderen Tagen nur sporadische Einzelmessungen.

In aller Regel wird die Therapie unter Verwendung von Normalinsulin begonnen. Insbesondere bei Patienten mit ausgeprägter Insulinresistenz und hohem Insulinbedarf können damit aber oft keine befriedigenden postprandialen Blutzuckerwerte erreicht werden, oder die Dosis wird so hoch, dass einige Stunden nach dem Essen durch die immer noch andauernde Wirkung des Normalinsulins Unterzuckerungen auftreten. In diesen Fällen ist die Verwendung von kurz wirksamen Insulin-Analoga von großem Vorteil.

Wenn trotz guter BZ-Werte beim Zubettgehen der BZ-Verlauf während der Nacht ansteigend ist, muss zusätzlich Verzögerungsinsulin für die Nacht gespritzt werden. Auch hier wird möglichst mit NPH-Verzögerungsinsulin, um 22 Uhr gespritzt, begonnen. Bei Problemen mit dieser Therapie (unzureichende Absenkung der Nüchtern-BZ-Spiegel, nächtliche Hypoglykämien, früher Injektionszeitpunkt) kann auf die neueren lang wirksamen Insulin-Analoga übergewechselt werden (Insulin detemir = Levemir oder Insulin glargin = Lantus®). Bei Verwendung hoher Dosen Insulin glargin ist eine eher unerwünschte erhebliche Insulinwirkung auch tagsüber zu beachten. Dies macht eine Reduktion der prandialen Dosen erforderlich sowie häufig Zwischenmahlzeiten mit den Problemen der Gewichtszunahme.

7.4.1 Vorteile

Zusammenfassend handelt es sich bei der prandialen Insulinsubstitution um eine besonders physiologische Therapieart, bei der die fehlenden prandialen Insulinanstiege ersetzt werden. Die basale Insulinsekretion tagsüber ist bei den allermeisten Patienten mit Typ-2-Diabetes ausreichend, sodass eine Gabe von Verzögerungsinsulin tagsüber eher schädlich ist. Die Verbesserung der BZ- und HbA1$_c$-Werte mit der prandialen Insulinsubstitution ist überzeugend. Das Hypoglykämierisiko ist gleichzeitig sehr gering, weil nur kurzwirksames Insulin injiziert wird, das unmittelbar an das Essen gekoppelt ist. Die Vermeidung von langwirksamen Insulinen und von Hypoglykämien erleichtert die Gewichtskontrolle. Bei Variationen der Essensmengen in üblichem Rahmen sind keine unterschiedlichen Insulindosierungen nötig, sondern es kann mit relativ fixen Dosierungen gearbeitet werden. Auf Dauer ist wegen des stabilen Verlaufes des Typ-2-Diabetes nur eine relativ geringe Zahl von BZ-Messungen erforderlich. Ein wichtiger Vorteil ist die erhebliche Flexibilität des Tagesablaufes für den Patienten: Mahlzeiten können beliebig verschoben werden oder auch ausgelassen, wobei dann auch die Insulininjektion wegfällt. Dosisanpassungen und BZ-Korrekturen sind möglich und in den Kapiteln 7.5 bis 7.8 beschrieben.

7.4.2 Nachteile und Grenzen

Anzumerken ist noch, dass diese Therapie durchaus auch bei geriatrischen oder verwirrten Patienten Anwendung findet: Unter Verwendung von kurzwirksamen Analoga kann die Insulininjektion nach dem Essen erfolgen, wenn die Nahrungsaufnahme sichergestellt ist, und es können mit gutem metabolischen Erfolg konstante Dosen zu den jeweiligen Mahlzeiten verwendet werden.

Für diese Mehrfachspritzentherapie ist ein motivierter und aufnahmefähiger Patient nötig, der sich einer intensiveren Therapieschulung unterziehen kann und will. Der Patient muss außerdem akzeptieren, dass er drei- bis viermal täglich Insulin injiziert.

7.5 Insulindosisanpassung

Bei einer prandialen Insulinsubstitution können Insulindosisanpassungen an größere und kleinere Mahlzeiten vorgenommen werden. Dabei kommt es ausschließlich auf die Menge der aufgenommenen Kohlenhydrate an, also z. B. Kartoffeln, Nudeln, Getreideprodukte, Obst etc. Das Berechnen von Broteinheiten BE (bzw. Kohlenhydrateinheiten KE) wie bei Typ-1-Diabetiker ist beim Typ-2-Diabetiker aber nicht erforderlich. Bei den meisten innovativen Schulungsprogrammen wird daher eine exakte BE-Schulung nicht mehr vorgenommen.

Patienten müssen aber wissen, wie groß ihre normalen Kohlenhydratmengen mit den verschiedenen Kohlenhydrat-Arten zu den jeweiligen Mahlzeiten sind.

Bei erheblichem Abweichen der gegessenen Kohlenhydratmenge hat es sich bewährt, die jeweilige Insulindosis entweder um ca. ein Drittel zu erhöhen (große Mahlzeit) oder um ca. ein Drittel zu verringern (kleine Mahlzeit).

Wird eine Hauptmahlzeit völlig ausgelassen oder ist sie frei von Kohlenhydraten (z. B. Salate), so kann die Injektion des kurz wirksamen Insulins in der Regel ausfallen. Die Basalinsulinversorgung ist auch dann bei nahezu allen Patienten mit Typ-2-Diabetes durch die körpereigene Insulinrestsekretion tagsüber ausreichend abgedeckt.

7.6 Vorgehen bei interkurrenten Erkrankungen

Bei Infekten und fieberhaften Erkrankungen erhöht sich der Insulinbedarf. Hier kann und muss bei allen genannten Insulintherapie-Strategien eine Erhöhung der Insulindosis vorgenommen werden.

Bei leichteren Infekten ohne Fieber (z. B. Schnupfen) sind alle Insulindosen um ca. 10 bis 20 Prozent zu erhöhen. Bei schwereren Infekten mit Fieber sind mindestens 30 bis 50 Prozent mehr Insulin erforderlich, oft muss die Menge sogar mehr als verdoppelt werden. Dies gilt sogar dann, wenn wegen der Erkrankung kein Essen zu sich genommen wird.

Generell ist es erforderlich, dass bei Infekten die Zahl an Blutzuckerselbstmessungen stark erhöht wird. Oft sind Messungen alle vier Stunden erforderlich, gegebenenfalls gefolgt von Korrektur-Insulindosen (siehe Kapitel 7.7).

7.7 Vorgehen bei hohen Blutzuckerwerten

Wenn der Patient kurz wirksames Insulin besitzt, also immer bei prandialer Insulinsubstitution, kann er erhöhte BZ-Werte korrigieren.

In der Regel werden bei Diabetes mellitus Typ 2 Blutzuckerwerte über 160 mg/dl korrigiert, wobei ein Blutzuckerziel von 120 mg/dl angestrebt werden sollte. Während der Nachtstunden ist das Risiko für Hypoglykämien erhöht und die Ansprechbarkeit auf Insulin verbessert, sodass dann vorsichtshalber ein Therapieziel von nur 160 mg/dl gilt. Jeder Patient muss seinen individuellen Korrekturfaktor kennen, das heißt die durchschnittliche Senkung des Blutzuckers bei Injektion von einer Einheit kurz wirksamen Insulins. Typische Korrekturfaktoren bei Typ-2-Diabetes liegen je nach Insulinresistenz und erforderlicher Insulindosis zwischen 10 und 30 mg/dl pro Einheit kurz wirksamen Insulins.

Beispiel:

Ein Patient mit Typ-2-Diabetes misst unerwarteterweise nach dem Mittagessen einen Blutzuckerwert von 280 mg/dl. Um nun einen Blutzucker-Zielwert von

120 mg/dl zu erreichen, muss das Blutzuckerniveau um 150 mg/dl abgesenkt werden. Bei einem Korrekturfaktor von 30 mg/dl pro Einheit Insulin ist das Spritzen einer Korrekturdosis von fünf Einheiten kurz wirksamen Insulins erforderlich.

Nach erfolgter Korrektur sollte frühestens nach zwei bis drei Stunden geprüft werden, ob der gewünschte Therapieerfolg eingetreten ist. Befindet sich der Blutzucker dann immer noch deutlich über dem Zielbereich, kann erneut eine berechnete Korrektur vorgenommen werden.

Bei Blutzuckerspitzen nach Sport oder nach Unterzuckerungen sollte sehr vorsichtig korrigiert werden, weil es in diesen Fällen auch ohne Korrektur oft zu einem rasch eintretenden Abfallen des Blutzuckers kommt.

7.8 Vorgehen bei Sport

Regelmäßige körperliche Bewegung gehört zu den wesentlichen Grundbestandteilen jeder Diabetestherapie. Beim Vorliegen einer Insulintherapie muss körperliche Bewegung bzw. Sport aber bei der Insulindosis berücksichtigt werden.

Zunächst ist es meist sinnvoll, die letzte Insulindosis vor Beginn der körperlichen Aktivität zu halbieren. Nach dem Essen resultiert dann ein höherer Blutzuckeranstieg, der durch die sportliche Aktivität rasch normalisiert werden kann. Die individuell erforderliche Insulindosisreduktion bei verschieden ausgeprägtem Sport muss durch systematische Tests herausgefunden werden. Oft ist zusätzlich zur Insulindosisreduktion noch die Gabe von Kohlenhydraten erforderlich, insbesondere wenn kurz vor Beginn der sportlichen Aktivität der Blutzuckerwert noch unter 150 mg/dl liegt.

Es ist zu beachten, dass nach länger dauernden sportlichen Aktivitäten ein so genannter „Muskelauffülleffekt" auftritt: Durch lang anhaltende Aufnahme der Glucose in die Muskulatur kommt es auch noch mehrere Stunden nach Beendigung des Sports zu einem Absacken des Blutzuckers. Deshalb muss häufig auch die Insulindosis nach Sport um ca. einem Drittel bis um die Hälfte verringert werden bzw. es müssen Kohlenhydrate gegessen werden.

Die Blutzucker-senkende Wirkung von Sport wird umso ausgeprägter sein, je weniger trainiert der Patient ist. Gut durchtrainierte Patienten mit Diabetes zeigen meist eine nur geringe BZ-Reduktion und benötigen dementsprechend nur leichte Verringerungen der Insulindosis (20 bis 30 Prozent).

Vor Aufnahme eines Sport-Trainingsprogrammes ist die Sporttauglichkeit des Patienten mit Typ-2-Diabetes durch den behandelten Arzt zu attestieren. Hier wird insbesondere die Belastbarkeit von Herz und Kreislauf zu berücksichtigen sein sowie das Vorliegen von Komplikationen an Augen, Nieren sowie an den Füßen. Auch die Blutdruckregulation muss überprüft werden.

8 Hypoglykämien

Patienten mit Diabetes mellitus Typ 2 besitzen einen relativ guten Schutz vor Unterzuckerungen. Einesteils liegt eine Insulinresistenz vor, die die Wirkung von Insulin und insulinotropen Substanzen abschwächt. Andererseits existiert im Gegensatz zum Diabetes mellitus Typ 1 eine gut und rasch funktionierende Gegenregulation über die Sekretion von Glucagon, sobald der Blutzucker anfängt abzufallen.

Trotz des verringerten Risikos können aber auch beim Diabetes Typ 2 bei Verwendung von Insulinen oder Sulfonylharnstoffen bzw. Gliniden Unterzuckerungen auftreten. Diese sind von Patienten und häufig auch von Ärzten sehr gefürchtet. Eine wichtige Aufgabe von strukturierten Schulungen ist es, die übertriebene Furcht vor Hypoglykämien bei Typ-2-Diabetes zu nehmen. In erster Linie erfolgt dies durch vernünftige Aufklärung über das Risiko und über Früherkennung sowie die Behandlung. Die nicht gerechtfertigte übersteigerte Angst vor Hypoglykämien führt nämlich häufig dazu, dass die individuellen Blutzuckerzielwerte nicht eingehalten werden. Ein wichtiger Merksatz jeder Schulung muss lauten: »Nicht vor den Unterzuckerungen müssen Sie Angst haben, sondern vor den Blutzuckerspitzen – diese führen rasch zum Herzinfarkt und zum Schlaganfall«.

8.1 Definition

Als Hypoglykämien werden alle Werte unter 50 mg/dl bezeichnet, auch wenn keine Symptome auftreten. Von Hypoglykämien wird auch schon bei Werten unter 60 mg/dl gesprochen, wenn diese von typischen Symptomen (siehe Kapitel 8.3) begleitet sind.

So genannte **schwere Hypoglykämien** sind Unterzuckerungen, bei denen sich der Patient nicht mehr aus eigener Kraft helfen kann, d. h. bei deren Hilfe einer weiteren Person erforderlich ist. Im engeren Sinne sind dies Hypoglykämien mit Bewusstlosigkeit, Krampfanfällen oder der Notwendigkeit von Glucose-Infusionen bzw. Glucagon-Injektionen.

Von den echten Hypoglykämien abzugrenzen sind so genannte **Pseudohypoglykämien**. Diese treten auf, wenn der Organismus sich über längere Zeit an hohe Blutzuckerwerte gewöhnt hat und nun eine zunehmende therapeutische Absenkung des Blutzuckerniveaus erfolgt. Hier können durchaus schon Hypoglykämie-Symptome unter Blutzuckerwerten von 100 mg/dl oder höher auftreten. Die

Symptome, auch die Katecholaminanstiege, bei Pseudohypoglykämien sind identisch mit denen der echten Hypoglykämien. Daher muss in diesen Fällen ebenfalls eine Kohlenhydratzufuhr erfolgen. Sie soll aber sehr klein sein und immer von einer Blutzuckermessung begleitet werden, was häufig zur Beruhigung des Patienten und zum Rückgang der Symptome führt. Mit zunehmender langsamer Annäherung an das normale Therapieziel werden Pseudohypoglykämien im Verlaufe von einigen Wochen dann immer seltener, um zuletzt ganz zu verschwinden. Der Patient hat sich dann an normale Blutzuckerwerte wieder gewöhnt.

8.2 Symptome

Beim Absinken des Blutzuckers unter die kritischen Schwellen kommt es zum Ausstoß von Katecholaminen im Sinne einer Stressreaktion. Auf Grund der dadurch verursachten Symptome kann der Patient die Hypoglykämie erkennen und Kohlenhydrate zuführen. Außerdem führt der Anstieg der Katecholamine und des Glucagons sowie der später folgende Anstieg von Cortisol und Wachstumshormon zur Mobilisierung von Glucosereserven im Körper, vor allem aus der Leber. Durch diese so genannte »Gegenregulation« existiert beim Typ-2-Diabetiker ein guter Schutz vor dem Auftreten schwerer Hypoglykämien.

Die anfänglichen typischen Symptome sind folgende:
- Zittern,
- Schweißausbruch,
- schneller Herzschlag,
- Heißhunger.

Die individuellen Symptome können sehr unterschiedlich und auch untypisch sein. Dies sollte im Laufe der Zeit jeder Patient selbst für sich herausfinden und entsprechend beachten.

Werden die ersten Symptome des Katecholaminanstieges nicht beachtet, keine Kohlenhydrate zu sich genommen bzw. reicht die Stärke der Gegenregulation nicht aus (z. B. unter Alkoholgenuss oder bei Insulin- oder Medikamentenüberdosierung), so treten zunehmend die Symptome der schweren Unterzuckerung auf:
- Unruhe,
- Verwirrtheit,
- Aggressivität,
- Bewusstseinstrübung,
- Bewusstlosigkeit,
- generalisierte Krampanfälle,
- cerebrale Schädigung, sehr selten Tod.

8.3 Behandlung

Wenn möglich sollte vor der Behandlung immer die Bestätigung der Unterzuckerung durch eine Blutzuckermessung erfolgen. Ist die Blutzuckermessung nicht oder nicht schnell genug verfügbar, muss bei typischen Symptomen vom Vorhandensein einer Unterzuckerung ausgegangen und eine entsprechende Behandlung eingeleitet werden. Die Hypoglykämie ist ein potenziell bedrohliches Ereignis (siehe Kapitel 7.2), bei dem kein Zeitverzug auftreten darf.

Folgende Schritte sind bei der Behandlung notwendig:
- Zufuhr von 2 Kohlenhydrateinheiten (KE oder BE) in schnell löslicher, möglichst flüssiger Form (z. B. 4 Plättchen Traubenzucker, 1 großes Glas Fruchtsaft oder Cola). Wichtig ist, dass bei einer Behandlung mit Acarbose (Glucobay) oder Miglitol (Diastabol) die Behandlung nur mit reinem Traubenzucker erfolgen kann, weil die Aufnahme von Haushaltszucker nur verzögert erfolgt.
- Nach Zufuhr der schnell wirksamen Kohlenhydrate müssen weitere, länger wirksame Kohlenhydrate gegessen werden (z. B. Brot, Nudeln, Reis).
- Bei Bewusstseinstrübung des Patienten darf keinesfalls Flüssigkeit oder Nahrung zugeführt werden, weil akute Aspirationsgefahr besteht! Hier hilft nur eine Glucoseinfusion oder die intramuskuläre Injektion von Glucagon. Glucagon-Notfallsets sollten in allen Apotheken vorhanden sein. Die Handhabung ist sehr einfach, es können kaum Fehler gemacht werden. Die Injektion kann intramuskulär, subcutan oder intravenös erfolgen.
- Bei schweren Hypoglykämien auf Grund einer Sulfonylharnstoffbehandlung ist dringend eine stationäre Krankenhausüberwachung nötig. Wegen der langen Wirkungsdauer der meisten Sulfonylharnstoffe besteht ein hohes Risiko für das erneute Auftreten der Hypoglykämien nach Abklingen der Kohlenhydratwirkung.

8.4 Gefährlichkeit von Hypoglykämien

Wenngleich schwere Hypoglykämien bei Typ-2-Diabetiker sehr selten auftreten, sind sie sehr gefährlich. Dies trifft insbesondere für Hypoglykämien auf Grund einer Sulfonylharnstoff-Medikation zu. Die Sterblichkeit bei schweren Hypoglykämien auf Grund von Sulfonylharnstoff-Medikation beträgt 10 Prozent, auf Grund von Insulin nur 5 Prozent. Ursache ist die lange Wirkungsdauer der Sulfonylharnstoffe sowie die Tatsache, dass Angehörige und Notärzte bei einer reinen Tablettenbehandlung nicht sofort an Unterzuckerungen denken, wenn ein bewusstloser älterer Patient aufgefunden wird. Die Unterzuckerungen unter Glibenclamid können bis zu 72 Stunden dauern bzw. nach Kohlenhydratzufuhr immer wieder auftreten. Daher ist eine stationäre Krankenhausüberwachung erforderlich. Todesfälle sind auch mit sehr geringen Dosen von 2,5 mg Glibenclamid täglich beschrieben. Als Risikofaktoren für das Auftreten von schweren Hypoglykämien gelten u. a. hohes Alter, eingeschränkte Nierenfunktion, unregelmäßige Nahrungsaufnahme und insbesondere der Konsum von Alkohol. Die Gegenregulationsdynamik ist nach Alkoholgenuss erheblich verschlechtert, sodass in Kombination mit Sulfonylharnstoffen oder Insulin auch bei Typ-2-Diabetiker durchaus schwere Hypoglykämien mit bleibenden cerebralen Schäden bzw. Todesfolgen auftreten können.

Beim sehr häufigen Auftreten von Unterzuckerungen, was in erster Linie bei Typ-1-Diabetiker und nur sehr selten bei Typ-2-Diabetiker zu beobachten ist, lässt die Gegenregulation und das Auftreten von typischen Symptomen deutlich nach. Es ist ein Gewöhnungseffekt des Körpers aufgetreten. Diese unerwünschte fehlende Wahrnehmung von Unterzuckerungen lässt sich im Verlauf von Wochen bis Monaten durch konsequente Vermeidung von Unterzuckerungen in den meisten Fällen wieder beseitigen.

8.5 Risikofaktoren und Vermeidungsstrategien

Auf die einzelnen Risikofaktoren und die daraus entstehenden Vermeidungsstrategien kann im Rahmen dieser Abhandlung nicht detailliert eingegangen werden. Hier im Folgenden lediglich eine Aufzählung von wichtigen Risikokonstellationen, die beim gehäuften Auftreten von Unterzuckerungen bedacht werden müssen:
- (vgl. 7.5 bis 7.8) bei unterschiedlich großen Mahlzeiten, Sport, Erkrankung oder bei Korrektur hoher Blutzuckerwerte,
- Manipulationen mit Überdosierungen (Psychosen),
- gesteigerte subcutane Insulinabsorption, z. B. bei Bewegung, Temperaturanstieg oder versehentliche intramuskuläre Injektion,
- Niereninsuffizienz (verlängerte und verstärkte Wirkung von Sulfonylharnstoffen oder Insulin),
- Remissionsphase nach Therapiebeginn (Erholung der Insulinsekretion des Pankreas nach Wegfall der Glucosetoxizität),
- Rückgang der Insulinresistenz im Rahmen verbesserter Blutglucoseeinstellung,
- Gewichtsverlust,
- Alkoholkonsum (Unterdrückung der Gluconeogenese und Gegenregulation der Leber),
- überlanger Spritz-Ess-Abstand,
- Magenentleerungsstörung (Unterzuckerung nach dem Frühstück),
- Malabsorption bei Darmerkrankungen oder chronischer Pankreatitis,
- Betablockertherapie (Hemmung der Betarezeptoren-vermittelten Glycogeno-

lyse und Gluconeogenese in der Leber, verminderte Wahrnehmung von Symptomen wie Herzklopfen und Blutdruckanstieg),
- lange Diabetesdauer, hohes Alter: verminderte Hypoglykämiewahrnehmung, • Rückgang der Gegenregulationsdynamik,
- Schlaf (mehr als 50 Prozent aller schweren Hypoglykämien passieren während der Nachtzeit, wenn sowohl Gegenregulation als auch Wahrnehmung weitgehend unterdrückt sind),
- Verwendung von hohen Dosen Verzögerungsinsulin, auch in Mischinsulinen bei konventioneller Therapie (Hypoglykämien zwischen den Mahlzeiten und während der Nachtstunden),
- Verwendung von Normalinsulin im Vergleich zu kurz wirksamen Analoga (auf Grund der kurzen Wirkungsdauer und der direkten Kopplung der Insulinapplikationen an die Nahrungsaufnahme führen kurz wirksame Analoga praktisch immer zu einem deutlichen Rückgang von Hypoglykämien).

8.6 Hypoglykämien und Autofahren

Beim Auftreten schwerer Hypoglykämien nimmt das Risiko für Autounfälle stark zu. Bei Diabetikern ohne schwere Hypoglykämien ist das generelle Verkehrsrisiko im Vergleich zu gesunden Personen nicht erhöht.

Daher ist es unabdingbar, dass der Patient, der mit Insulin oder Sulfonylharnstoffen behandelt wird, vor Beginn jeder Autofahrt eine Blutzuckerselbstkontrolle durchführt, bei längeren Autofahrten alle zwei Stunden. Aus rechtlichen Gründen im Falle eines Verkehrsunfalles ist die schriftliche Dokumentation der gemessenen Werte wichtig. Bei Werten unter 100 mg/dl sollte nicht gefahren werden, sondern es müssen sofort Kohlenhydrate zugeführt werden. Schon bei leichten Anzeichen einer Hypoglykämie muss sofort angehalten und Blutzucker gemessen werden, gegebenenfalls sind schnell wirksame Kohlenhydrate zuzuführen. Erst nach gesichertem Blutzuckeranstieg über 100 mg/dl darf weiter gefahren werden. Not-Kohlenhydrate müssen stets in Griffweite gehalten werden. Selbstverständlich gilt das Alkoholverbot während des Autofahrens für Diabetiker in ganz besonderem Maße.

9 Besonderheiten beim Disease-Management-Programm DMP Diabetes

Mittlerweile ist eine hohe Einschreibequote in das DMP Diabetes Typ 2 erreicht worden. Sie beträgt in Abhängigkeit von der Krankenkasse und der Region bis zu 70 Prozent und mehr der bekannten Patienten mit Diabetes mellitus Typ 2. Im Rahmen dieser strukturierten Behandlungsprogramme werden Behandlung und insbesondere Behandlungsergebnisse dokumentiert und überwacht. Patienten und Ärzte werden an notwendige Kontrolluntersuchungen, z. B. der Füße oder Augen, erinnert und über Schnittstellen informiert. Überweisungen zum Spezialisten beim Auftreten von Nephropathien oder Fußproblemen sind zwingend vorgeschrieben. Alle teilnehmenden Patienten müssen regelrecht geschult werden.

Diesen begrüßenswerten Bestandteilen des DMP, die die Behandlungsqualität verbessern sollen und mit großer Wahrscheinlichkeit zu einem Rückgang der gefürchteten Folgerkrankungen führen, stehen Einschränkungen in der Auswahl der verwendeten Antidiabetika gegenüber. So soll die Behandlung vorrangig mit Medikamenten begonnen werden, für die Wirksamkeitsbelege zur Risikoreduktion klinischer Endpunkte in großen interventionellen Langzeitstudien vorliegen. Dies sind im Bereich der oralen Antidiabetika nur Glibenclamid und Metformin, im Bereich des Insulins nur Normalinsuline und NPH-Verzögerungsinsuline. Es sei hier aber darauf hingewiesen, dass bei Kontraindikationen, Nebenwirkungen oder ausbleibendem Therapieerfolg (strenge Therapieziele!) **mit Begründung** jederzeit auf alle anderen verfügbaren, modernen Antidiabetika sowohl aus dem Tablettenbereich als auch aus dem Insulinbereich zurückgegriffen werden darf. Der betreuende Arzt darf nicht zögern, diesen Schritt zu unternehmen, z. B. wenn Unterzuckerungen unter Glibenclamid oder bei Verwendung von Normalinsulin aufgetreten sind. So kann sichergestellt werden, dass auch Teilnehmer am Disease-Management-Programm DMP die individuell optimale Therapie erhalten, somit die strengen Blutzucker-Zielwerte erreichen können und von allen anderen günstigen Gegebenheiten der DMP profitieren können.

10 Verlockungen: Nahrungssupplemente/ Nicht-schulmedizinische Ansätze

Neben den chemisch-definierten Antidiabetika mit gut evaluierter Wirksamkeit und Verträglichkeit gibt es eine ganze Reihe von Nahrungssupplementen und pflanzlichen Zubereitungen, für die eine blutzuckersenkende Wirkung nachgewiesen oder vermutet wurde [SHAPIRO & GONG 2002, YEH et al. 2003]. Zu den wenigsten der komplementären Wirkprinzipien gibt es kontrollierte Therapiestudien, die meisten von ihnen werden in Form der rechtlich kaum regulierten Nahrungsergänzungsmittel in Verkehr gebracht.

Eine strukturierte Schulung, die eigenverantwortliche Einbindung des Patienten und eine konsequente und engmaschige Betreuung durch den Diabetologen, den Hausarzt und den Apotheker sind die besten Voraussetzungen dafür, den Stoffwechsel befriedigend einzustellen zu können und damit diabetischen Begleit- und Folgeerkrankungen wirksam vorzubeugen. Für dieses Ziel reichen die klassischen Antidiabetika in aller Regel aus. Nahrungssupplemente besitzen dennoch für die chronisch-kranken Patienten eine hohe Attraktivität, verheißen sie doch als natürliche Alternativen zur pharmazeutischen Chemie Wirkung weitgehend ohne Nebenwirkungen. In diesem Kapitel sollen daher – soweit vorhanden – Daten zum pharmakologischen Profil, zu Nutzen und Risiken der wichtigsten Vertreter zusammengetragen werden: Informationen als Grundlage einer kritischen Beratung und Auseinandersetzung.

10.1 Bittermelone *(Momordica charantia L.)*

Wirkungsmechanismus, Wirkungen

Zu einer Reihe von *Momordica*-Inhaltsstoffen (Charantin, ein Gemisch aus Sitosterol und Stigmastadienol-Glykosiden, Vicin etc.) und zu Extrakten liegen In-vitro- bzw. tierexperimentelle Befunde zu blutzuckersenkenden Wirkungen vor. Bittermelonenextrakte (z. B. in Glukokine® Kps.) stimulieren die Insulin-Sekretion aus isolierten β-Zellen. Insulin ist jedoch offensichtlich nur an Teilen der Wirkung beteiligt (Charantin wirkt noch abgeschwächt bei pankreatektomierten Tieren). Diskutiert werden extrapankreatische Wirkungen wie eine Hemmung der hepatischen Gluconeogenese bzw. der hepatischen bzw. muskulären Glucose-Aufnahme. Die klinische Relevanz dieser Befunde ist unklar.

Pharmakokinetik
Lediglich zu dem Inhaltsstoff Momordin liegen begrenzte Kinetik-Daten vor.

Anwendungsgebiete
Die Faserstoffe bzw. Extrakte aus *Momordica charantia* sind möglicherweise wirksam im Sinne einer Senkung postprandialer Blutzuckerspiegel. Die vorliegenden Humanstudien mit verschiedenen Zubereitungen sind jedoch durchweg an kleinen Kollektiven erhoben worden und zeigten bei methodischen Mängeln keine konsistenten Ergebnisse.

Kontraindikationen/Warnhinweise
Bei Überempfindlichkeit gegenüber der Droge oder ihren Inhaltsstoffen. Wegen der Hepatotoxizität von *Momordica charantia* nicht bei bestehenden Lebererkrankungen. Vorsichtig bei Glucose-6-Phosphat-Dehydrogenase-Mangel/Favismus (*Momordica*-Samen enthalten Bestandteile, die bei einem entsprechendem Enzymdefekt hämolytische Anämien auslösen können [BASCH et al. 2003]).
   Schwangerschaft: Kontraindiziert (teratogen in einigen Tiermodellen. Abortive Wirkungen, Fruchtbestandteile wie Charantin, 5-Hydroxytryptamin bzw. Diosgenin wirken uterusstimulierend). **Stillzeit**: Kontraindiziert (fehlende Daten oder Studien).

Unerwünschte Wirkungen
Neben seltenen hämatologischen Nebenwirkungen (vgl. Kontraindikationen), Kopfschmerzen, gastrointestinalen Beschwerden (Appetitsteigerungen, Durchfälle) gibt es tierexperimentelle Hinweise auf hepatotoxische Effekte (gesteigerte Leberenzyme ohne histologisch fassbare Veränderungen).

Wechselwirkungen
Bei **Kombination mit anderen Antidiabetika** besteht ein gesteigertes Hypoglykämierisiko. Die Aussagekraft der Harnzuckerbestimmung mitttels Glucose-Oxidase kann durch renal eliminierte *Momordica*-Inhaltsstoffe herabgesetzt werden (falsch negative Befunde [KIRTI et al. 1982]).

Beratungsinhalte/Pharmazeutische Betreuung
Der Einsatz von *Momordica*-Zubereitungen sollte wenn überhaupt nur nach Rücksprache mit dem Arzt und nur im Rahmen eines ärztlichen Behandlungsplans erfolgen.

Wertende Zusammenfassung
Die für Bittermelone reklamierten Wirkungen sind durch Studien nicht ausreichend belegt.

10.2 Zimt
(Cinnamomum verum J. S. PRESL., *Cinnamomum aromaticum* NEES)

Wirkungsmechanismus, Wirkungen
Zimtinhaltsstoffe sollen die bei insulinresistenten Typ-2-Diabetikern gestörte Signaltransduktion verbessern (diskutiert wird eine gesteigerte Autophosphorylierung der Rezeptor-Kinase bzw. eine Wechselwirkung mit Hemmstoffen der Rezeptor-Kinase. Eine Identifizierung des für die Wirkung verantwortlichen Inhaltsstoffs steht noch aus.

In einer randomisierten, plazebokontrollierten Studie bei Typ-2-Diabetikern [KHAN et al. 2003] senkte die vierzigtägige Einnahme von 1 bis 6 g Zimtpulver/Tag die Nüchtern-Blutzuckerspiegel sowie die Nüchternwerte der Serum-Triglyceride, des Gesamt- und des LDL-Cholesterins (60 nicht-insulinpflichtige, mit Sulfonylharnstoffen behandelte Typ-2-Diabetiker, Alter > 40 Jahre, Nüchtern-Blutzucker 140-400 mg/dl erhielten 1 g, 3 g bzw. 6 g Zimtpulver oder Plazebo für die Dauer von 40 Tagen). Die Stoffwechselwerte wurden vor Studienbeginn sowie an den Tagen 40 bzw. 60 (= 20 Tage nach Absetzen der Medikation) gemessen. Nach 40 Tagen waren die Nüchternblutzuckerspiegel in der Verum-, nicht aber in der Plazebogruppe vermindert (18 bis 29 Prozent ohne (!) klare Dosis-Wirkungs-Beziehung). Zwanzig Tage später waren nur noch bei der Gruppe mit der niedrigsten Zimtdosis verminderte Nüchternzuckerwerte festzustellen. Die Triglycerid-, Gesamt- bzw. LDL-Cholesterinspiegel waren nach 40 Tagen in allen Verumgruppen signifikant vermindert (nach 60 Tagen blieben das Gesamtcholesterin erniedrigt, LDL und TG nur bei den beiden niedrigeren Zimtdosierungen).

Wirkstoff(e)	Handelspräparate (Beispiele)	Darreichungsform
Zimtpulver	Alsidiabet® etc.	Kapseln
Zimtextrakt, wässrig	Diabetruw® etc.	Kapseln

Pharmakokinetik
Keine Informationen.

Anwendungsgebiete
Zimtpulver ist möglicherweise wirksam bei Typ-2-Diabetes mellitus sowie bei Dyslipidämie. Eine abschließende Bewertung ist derzeit nicht möglich (begrenzter Datenbestand).

Kontraindikationen/Warnhinweise
Zimtzubereitungen dürfen bei Überempfindlichkeit gegenüber den Inhaltsstoffen nicht gegeben werden.

Schwangerschaft: Tierexperimentelle Daten oder Humanstudien liegen nicht vor. Mengen wie sie üblicherweise in Lebensmitteln enthalten sind, gelten als sicher. Für sehr hohe Dosen wird ein Abortrisiko diskutiert.

Stillzeit: Zur Sicherheit in der Stillzeit liegen keine Informationen vor.

Unerwünschte Wirkungen
Zimtöl hat eine augenreizende Wirkung. Wässrige Zimtextrakte enthalten kein Zimtöl. Bis zur zweifelsfreien Identifzierung des wirksamen Prinzips ist ihr Einsatz jedoch problematisch, da die Äquivalenz mit dem Prüfpräparat der einzigen kontrollierten Therapiestudie (Zimtpulver [KHAN et al. 2003]) nicht nachgewiesen ist. Unter Einnahme zimthaltiger Zubereitungen kann es zu allergischen Reaktionen der Haut bzw. Schleimhaut kommen.

Wechselwirkungen
Durch eine teilweise Adsorption an Zimtpulver kann die Resorption und die Wirksamkeit von **Tetrazyklinen** abgeschwächt werden. Die Einnahme sollte daher zeitversetzt erfolgen [BRINKER 1998].

Beratungsinhalte/Pharmazeutische Betreuung
Eine generelle Anwendung von Zimtzubereitungen kann derzeit nicht empfohlen werden. Zur Wirkung von Zimt bei insulinpflichtigen Diabetikern bzw. bei gestörter Glucosetoleranz liegen keine Erfahrungen vor. Eine Anwendung sollte nur nach Rücksprache mit dem Arzt und nur in Form der Prüfpräparate (Zimtpulver, keine Extrakte) erfolgen.

Wertende Zusammenfassung
Die pakistanischen Studienergebnisse lassen eine mögliche Wirkung bei Typ-2-Diabetes bzw. Dyslipidämien vermuten, auch wenn im Hinblick auf die methodischen Mängel bzw. die noch bestehenden Unklarheiten (Studienumfang,

widersprüchliche Dosis-Wirkungsbeziehungen weitere Untersuchungen zur klinischen Wirksamkeit, zur Dosisfindung sowie zur Klärung des Wirkprinzips erforderlich sind.

10.3 Sonstige

10.3.1 Bockshornklee-Samen *(Trigonella foenum-graecum L.)*

Zur Einnahme von Bockshornklee-Samen liegen eine Reihe methodisch nicht ganz überzeugender Studien bei nicht-insulinpfichtigen [AL-HABORI & RAMAN 1998] bzw. insulinpflichtigen Diabetikern [SHARMA et al. 1990] vor. Die Gabe von 12,5 bis 100 g Bockshornkleesamen p. o. führt hierbei zu einer Verbesserung verschiedener Stoffwechselparameter (Nüchternblutzucker↓, HbA1$_c$↓, Glucosurie↓, Verbesserung des OGT). Das blutzuckersenkende Prinzip ist nicht befriedigend geklärt (Trigonellin?).

Bockshornklee-Samen dürfen bei Überempfindlichkeit und in der Schwangerschaft nicht gegeben werden. Bei insulinpflichtigen Patienten kann eine Anpassung des Insulinbedarfs erforderlich werden. Die Verträglichkeit ist gut, vereinzelt kann es zu gastrointestinalen Nebenwirkungen wie Diarrhö und Blähungen kommen.

10.3.2 Copalchi-Rinde *(Hintonia latiflora* (SESSE & MOC. EX DC) BULLOCK)

Copalchirinde enthält ein komplexes Spektrum an Polyphenolen, Neoflavanoidglykosiden und Triterpenen. Als Adiuvans bei Typ-2-Diabetes wird ein wässrigethanolischer Fluidextrakt aus der Wurzel (1:5, Auszugsmittel Ethanol 32 Prozent V/V) genutzt (Sucontral® Tropfen).

Die blutzuckersenkenden Wirkungen von Copalchirinden-Auszügen sind schlecht dokumentiert. Die Aussagen stützen sich im Wesentlichen auf methodisch wenig überzeugende tierexperimentelle Daten, kontrollierte Therapiestudien liegen nicht vor [HÄNSEL et al. 1993].

Copalchirinden-Extrakte dürfen bei bestehenden Lebererkrankungen sowie bei Risikofaktoren für eine Leberschädigung nicht eingesetzt werden. In Einzelfällen ist es zu erhöhten Leberwerten gekommen (diese Verdachtsfälle führten 1986 zur Einleitung eines Stufenplanverfahrens, das jedoch keinen Kausalzusammenhang nachweisen konnte).

10.3.3 Flohsamen *(Plantago afra L.)*

Die Daten zu möglichen antidiabetischen Effekten sind widersprüchlich. Anders als in Tierexperimenten ergaben sich in Humanstudien dosiskorrelierte, blutzuckersenkende Wirkungen einer ein- bis zweimal täglichen Gabe von Flohsamenschalen, sowohl bei gesunden Probanden als auch bei nicht-insulinpflichtigen Diabetikern [PASTORS et al. 1991, WOLEVER et al. 1991]. Die Effekte waren nur bei Einnahme zum Essen nachweisbar. Die plausibelste Erklärung ist eine Verzögerung der Magen-Darm-Passage durch den Ballaststoff mit der Folge einer Glättung der postprandialen Blutzuckerprofile.

Flohsamenschalen müssen mit reichlich Flüssigkeit gegeben werden. Sie dürfen bei Ileus nicht eingenommen werden. Dokumentierte Nebenwirkungen sind Blähungen, Völlegefühl sowie – bei unsachgemäßer Anwendung – Fälle ösophagaler oder intestinaler Obstruktion.

10.3.4 Ginseng-Wurzel (*Panax ginseng* C.A.MEY.)

Zu Ginseng liegt eine Plazebo-kontrollierte Doppelblindstudie bei nicht-insulinpflichtigen Diabetikern vor. Bei Gabe von 2-mal täglich 100 bis 200 mg Ginseng p.o. waren leichte Senkungen der Nüchternglucose, für die höhere Ginsengdosierung auch eine moderate Senkung des $HbA1_c$ von 6.5 auf 6 Prozent nachweisbar [SOTANIEMI et al. 1995].

Ginseng-Zubereitungen dürfen bei Überempfindlichkeit gegenüber den Inhaltsstoffen nicht gegeben werden, ihr Einsatz muss bei Patienten unter Stimulantientherapie vorsichtig erfolgen. Dokumentierte Nebenwirkungen sind Nervosität, Unruhe, Schlafstörungen, gastrointestinale Beschwerden wie Diarrhö, Kopfschmerzen. Bei gleichzeitiger Gabe von MAO-Hemmern (Tranylcypromin, Moclobemid etc.) kann es zu Tremor, Agitiertheit, Schlaflosigkeit kommen. Bei Warfarin-behandelten Patienten können die INR-Werte vermindert sein. Die Wirkung oraler Antidiabetika wird durch Ginseng verstärkt. Auch ohne Vorliegen entsprechender Studien muss von einem erhöhten Hypoglykämierisiko ausgegangen werden.

10.3.5 Merasingi-Blätter (*Gymnema sylvestre* (WILLD.) R.BR.)

Die Blätter von der in Afrika, Südasien und Australien heimischen Asclepiadacee *Gymnema sylvestre* enthalten 6 Prozent Gymnemasäure, einem Gemisch verschiedener Säureglykoside. Die Inhaltsstoffe bewirken eine vorübergehende, 0,25 bis 24 Stunden anhaltende Aufhebung der Geschmacksempfindung »süß« durch eine Wechselwirkung mit den Sinneszellen in der Mundhöhle. Bei mit OAD behandelten Typ-2-Diabetikern wurde bei täglicher Gabe von 400 mg eines *Gymnema*-Extraktes eine Verminderung der Blutzuckerspiegel, des HbA1c sowie glyklosylierter Proteine gemessen [BASKARAN et al. 1990]. Tierexperimentell wurde eine Vermehrung der B-Zell-Masse nachgewiesen. Der Mechanismus der *Gymnema*-Wirkung (Änderung der Ernährung durch Geschmacksstörung, Alteration der Glucoseresorption) ist nicht ausreichend geklärt. Wegen der Verstärkung eines Hypoglykämierisikos unter Insulin bzw. OAD sind engmaschigere Blutzuckerkontrollen angezeigt.

10.3.6 Nopal-Kaktus (*Opuntia streptacantha* LEMAIRE)

Trotz bestehender methodischer Mängel wurde für die Einnahme von Nopal (100 bis 500 g Saft bzw. gekochte Blätter p.o.) eine blutzuckersenkende Wirkung bei nicht-insulinpflichtigen Diabetikern nachgewiesen [FRATI et al.1990]. Der genaue Wirkungsmechanismus ist unklar (nicht an Insulin gebunden, da auch bei pankreatektomierten Tieren nachweisbar). Am plausibelsten ist eine durch die intestinale Gelbildung verursachte Verzögerung der Glucoseresorption.

Die Kaktusstacheln können Hautreaktionen auslösen. Nopal kann weiterhin zu einer Anhebung des Plasma-Creatinins und der Harnstoffkonzentrationen führen.

Beratungsinhalte/Pharmazeutische Betreuung

Aussagen zu den reklamierten Wirkungen lassen sich nur zu Zubereitungen machen, die den Prüfpräparaten entsprechen. Bei Extrakten ist eine gute Standardisierung und Deklaration zu fordern. Die vertriebenen Nahrungsergänzungsmittel werden dem nur in Ausnahmefällen gerecht.

Die zur Verfügung stehenden Daten sind meist lückenhaft und zum Teil widersprüchlich. Insbesondere fehlen kontrollierte Studien zu klinischen Endpunkten, wie sie für die Mehrzahl der etablierten Wirkprinzipien vorliegen. Nahrungsupplemente sind daher keine Alternative zu den klassischen Antidiabetika (OAD, Insulin) und können diese keinesfalls ersetzen.

Um so wichtiger ist es, den Patienten stets dazu anzuhalten, den Arzt anzusprechen und die Vorgehensweise mit diesem abzustimmen. Die ärztlich verordnete Therapie darf wegen der Einnahme von Nahrungsergänzungsmitteln nicht eigenmächtig abgesetzt oder in ihrer Dosis reduziert werden. Auch wenn viele Wirkungen der Supplemente eher vermutet als belegt sind und meist moderat ausfallen, kann eine unkontrollierte Begleitmedikation Akutkomplikationen wie Hypoglykämien auslösen oder zu Interaktionen führen.

Literatur

AL-HABORI, M., RAYMAN, A. (1998): Antidiabetic and hypocholesterinaemic effects of fenugreek. *Phytother. Res.* 12: 233 – 242.

BASCH, E., GABARDI, S., ULBRICHT, C. (2003): Bitter melon (Momordica charantia): A review of efficacy and safety. *Amer. J. Health Syst. Pharm.* 60(4): 356 – 359

BRINKER, F. (1998): Herb contraindications and drug safety. 2nd ed. Eclectical Med. Publications.

FRATI A. C., GORDIL, B. E., ALTAMIRANO, P. et al. (1990): Acute hypoglycemic effect of Opuntia streptacantha Lemaire in NIDDM. *Diabetes Care* 13(4): 455 – 456.

HÄNSEL, R., KELLER, K., RIMPLER, H., SCHNEIDER, G. (1993): Hagers Handbuch der Pharmazeutischen Praxis. 5. Aufl., Stuttgart, Berlin, Heidelberg: Springer. Band 5, 443 – 447.

KHAN, A., KHATTAK, K. N., SAFTAR, M. et al. (2003): Cinnamom improves glucose and lipids of people with type 2 diabetes. *Diabetes Care* 26(12): 3215 – 3218.

KIRTI, S., KUMAR, V., NIGAM, P. et al. (1982): Effect of momordica charantia (Karela) extract on blood and urine sugar in diabetes mellitus study from a diabetes clinic. *Clinician* 46(1): 26 – 29.

PASTORS, J. G., BLAISDELL, P. W., BALM, T. K. et al. (1991): Pysllium fiber reduces rise in postprandial glucose and insulin concentrations in patients with non-insulin diabetes. *Amer. J. Clin. Nutr.* 53(6): 1431 – 1445.

SHARMA, R. D., RHAGURAM, T. C., SUDHAKAR, R. (1990): Effects of fenugreek seeds on blood glucose and serum lipids in type 1 diabetes. *Eur. J. Clin. Nutr.* 44: 301 – 306.

SOTANIEMI, E., HAAPAKOSKI, RAUTIO, A. (1995): Ginseng therapy in non-insulin dependent diabetic patients. *Diabetes Care* 18: 1373 – 1375.

SHAPIRO, K., GONG, W. C. (2002): Natural Products used for diabetes. *J. Amer. Pharm. Assoc.* 42: 217 – 226.

WOLEVER, T. M. S., VUKSAN, V., ESHUIS, H. et al. (1991): Effect of method of administration of psyllium on glycemic response and carbohydrate digestibility. *J. Amer. Coll. Nutr.* 10(4): 364 – 371.

YEH, G. Y. et al. (2003): Systemic review of herbs and dietary supplements for glycemic control in diabetes. *Diabetes Care* 26: 1277 – 1294.

11 Perspektiven:
Neue Therapieansätze

Eine ganze Reihe von Wirkprinzipien bzw. Wirkstoffen befindet sich derzeit in der Phase präklinischer bzw. klinischer Entwicklung [VERSPOHL 2005]. Wichtige Ansatzpunkte der Forschung sind:

- Darmhormone bzw. Peptide mit Insulin-modulierender Wirkung (GLP-1, Amylin),
- Stoffe, die die Glucosebereitstellung hemmen sollen (Glucagon-Rezeptoranta-gonisten, Glykogen-Phosphorylase-Hemmstoffe),
- der Insulin-like Growth factor (IGF)-1,
- Hormone des viszeralen Fettgewebes (Adiponectin).

11.1 GLP-1-Agonisten und Hemmstoffe des GLP-1-Abbaus

Die Glucose-induzierte Insulinsekretion wird durch Darmhormone, so genannte Inkretine, moduliert, Hierbei handelt es sich um das in den K-Zellen von Duodenum bzw. proximalem Jejunum gebildete **GIP (gastric inhibitory polypeptide)** sowie das in L-Zellen von Ileum und Kolon gebildete **GLP-1 (glucagon-like peptide 1)**.

Die Sekretion der Darmhormone erfolgt innerhalb von 30 Minuten nach Nahrungsaufnahme. GLP-1 erreicht die pankreatischen B-Zellen auf dem Blutweg und bewirkt nach Anbindung an den GLP-1-Rezeptor einen Verschluss ATP-abhängiger Kaliumkanäle. GLP-1 kann damit in Gegenwart erhöhter Glucosespiegel die glucoseinduzierte Insulinsekretion direkt steigern. Daneben hemmt GLP-1 auch die Glucagonsekretion aus den A-Zellen des Pankreas. Weitere Effekte sind eine Verlangsamung der Magenentleerung (Glucoseresorption + postprandiale Glucosespiegel↓) und eine Zunahme der B-Zell-Masse.

Wirkung beim Typ-2-Diabetiker: Bei Typ-2-Diabetikern wird GLP-1 zwar in normalem Umfang gebildet, jedoch ist wie bei Insulin die Signaltransduktion nach Rezeptorbindung gestört. Nachdem das native GLP-1 sehr schnell durch eine Dipeptidylpeptidase (DPP-IV) abgebaut wird, kommen für die therapeutische Nutzung von GLP-1 bei Patienten mit gestörter Glucosetoleranz bzw. manifestem Typ-2-Diabetes zwei Ansätze in Betracht [CREUTZFELDT 2001].

11.1.1 GLP-1-Agonisten

Mehrere wirksame und Proteolyse-stabilere GLP-1-Analoge stehen derzeit auf dem Prüfstand bzw. wurden bereits in die Therapie eingeführt. Die wichtigsten sind:

- **Liraglutid**: Durch Acylierung von GLP-1 am N-Terminus erhält man einen stabileren GLP-1-Agonisten mit einer Halbwertszeit von 12 bis 14 Stunden (in klinischer Phase-III)
- **Exenatide**: Das synthetisch hergestellte Exenatide (Bryetta™ USA) entspricht dem nativen Exendin-4 aus dem Speichel der amerikanischen Echsenart *Heloderma suspectum*, einem Peptid mit 44 Aminosäuren.

Exenatide wirkt aufgrund der strukturellen Ähnlichkeit wie GLP-1, aber deutlich länger [NIELSEN & BARON 2003]. Nach subkutaner Gabe tritt das Wirkmaximum nach 3 bis 4 Stunden auf, die blutzuckersenkende Wirkung hält ca. 5 bis 8 Stunden an [KOLTERMAN 2003]. Die Eliminationshalbwertszeit ist mit 26 bis 33 Minuten etwa 10-mal länger als die von GLP-1. Exenatide ist in den USA zugelassen bei Typ-2-Diabetikern, die mit Metformin bzw. Sulfonylharnstoffen nicht ausreichend eingestellt werden können (nicht bei Typ-1-Diabetikern, nicht zur Monotherapie, nicht bei Patienten mit gestörter Glucosetoleranz). Der Wirkstoff wird zweimal täglich subkutan gespritzt. Exenatide darf nicht gegeben werden in der Schwangerschaft sowie bei Überempfindlichkeit gegenüber dem Wirkstoff. Sein Einsatz muss bei schlecht eingestellten Schilddrüsenpatienten (Hypo- bzw. Hyperthyreose) sowie bei Risikofaktoren für schwere Hypo- bzw. Hyperglykämien vorsichtig erfolgen. Häufige Nebenwirkungen sind Kopfschmerzen sowie Übelkeit und Erbrechen (die gastrointestinalen UAW meist selbst limitierend, die Inzidenz lässt sich durch Dosistitration reduzieren). Exenatide wirkt nur in Gegenwart erhöhter Glucosespiegel, das Hypoglykämierisiko ist daher sehr gering.

Der therapeutische Stellenwert kann derzeit noch nicht abgeschätzt werden.

11.1.2 DPP-IV-Inhibitoren

Durch eine Hemmung der ubiquitär vorkommenden Dipeptitylpeptidase IV kann die GLP-1-Konzentration in den Inselzellen erhöht und damit dessen blutzuckersenkende Wirkung verstärkt werden. Peroral applizierbare DPP-IV-Inhibitoren mit Pyrrolidin-Struktur befinden sich in einer frühen Phase klinischer Prüfung.

11.2 Amylin als therapeutisches Target: Pramlintid

Zusammen mit Insulin wird von den pankreatischen B-Zellen Amylin sezerniert, ein Peptid aus 37 Aminosäuren. Amylin hemmt die Magenentleerung und die postprandiale Glucagonsekretion und bewirkt auf diese Weise eine Glättung der Blutzuckerprofile, eine Senkung der postprandialen Glucosespiegel und des $HbA1_c$.

Bei Typ-1- und Typ-2-Diabetikern ist die Amylin-Sekretion vermindert. Amylin kann wegen der raschen Aggregation und der Instabilität der Amylin-Lösungen nicht therapeutisch genutzt werden. In den USA bereits zugelassen ist Pramlintid (Smylin™), ein Amylin-Analogon [MOYSES et al. 1996]. Pramlintid wird zwei- bis viermal täglich subkutan gegeben. Maximale Blutspiegel werden nach ca. 30 Minuten erreicht, die Halbwertszeit beträgt 30-50 Minuten [KOLTERMAN et al. 1997]. Pramlintid ist zugelassen zur ergänzenden Therapie von Typ-1 bzw. Typ-2-Diabetes. Es kann mit Insulin zusammen aufgezogen werden. Der Wirkstoff darf bei Überempfindlichkeit sowie bei schweren Leber- bzw. Nierenfunktionsstörungen nicht gegeben werden. An Nebenwirkungen wurden insbesondere Übelkeit, Durchfälle sowie Erbrechen berichtet. Die Inzidenz von Hypoglykämien wird nicht gesteigert.

11.3 Weitere experimentelle Ansätze

Mecasermin (Myotrophin™), in den USA als Orphan drug unter Auflagen zur Behandlung bestimmter Formen der amyotrophen Lateralsklerose zugelassen, ist eine **rekombinante Form des humanen IGF-1** (insulin-like growth factor). Mecasermin zeigt neben der anabolen, wachstumsfördernden Wirkung auch insulin-artige Effekte (die blutzuckersenkende Wirkung beträgt etwa 6 bis 11 Prozent der von Insulin). Begrenzte experimentelle Studien zeigen eine Senkung des Insulinbedarfs bei insulinpflichtigen Diabetikern und eine Verbesserung der Insulinempfindlichkeit bei nicht-insulinpflichtigen Diabetikern [FROESCH et al. 1996].

Glucagon-Rezeptor-Antagonisten: Hyperglykämien werden beim Typ-2-Diabetes (nicht aber bei Typ-1) z.T. auch durch eine vermehrte Glucagonausschüttung verursacht. In einer frühen Phase der Erprobung befinden sich insbesondere nicht-peptidische Glucagonrezeptor-Antagonisten, die die Glucagon-Wirkungen kompetitiv (Benzoylnaphthalenhydrazon) bzw. nicht-kompetitiv (NNC 25-2504 Novo Nordisk, L-168,49, Merck) hemmen und damit die unkontrollierte Glucosefreisetzung unterbinden sollen.

Glykogen-Phosphorylase-Inhibitoren: Insulin fördert physiologischerweise die hepatische bzw. muskuläre Glykogensynthese und hemmt dessen Abbau. Im Rahmen einer Insulinresistenz greift die Hemmwirkung nur unzureichend, die Folge ist eine vermehrte Glucosebereitstellung aus den Speicherformen. Die Glykogen-Phosphorylase als Schlüsselenzym des Glykogenabbaus kann durch eine Reihe allosterischer Hemmstoffe (u. a. das Arabinitol-Derivat DAB, das Indol-2-Carbonsäureamid-Derivat CP-320,627) gehemmt werden.

Adiponectin: Das viszerale Fettgewebe spielt mit seiner ausgeprägten metabolischen Aktivität eine wichtige Rolle bei der Pathogenese des Typ-2-Diabetes. Bei Insulinresistenz ist die physiologische Lipolyse-Hemmwirkung durch Insulin eingeschränkt mit der Folge eines hepatischen Überangebots an freien Fettsäuren. Gleichzeitig fungiert das Fettgewebe als wichtiger Hormonproduzent. Zu nennen sind *Estrogene*, die eine lipolysestimulierende Wirkung aufweisen, *Leptin*, dessen Rückkopplung auf das Hungergefühl und die pankreatische Insulinsekretion bei Diabetes gestört ist, sowie der *Tumor-Nekrose-Faktor TNFα*, der die Insulin-Signaltransduktion in den Fettzellen hemmt. Während TNFα die Insulinresistenz verstärkt, wirkt *Adiponectin*, ein weiteres Hormon des Fettgewebes, als physiologischer Insulin-Sensitizer [VERSPOHL 2005]. Bei Typ-2-Diabetes ist die Adiponectin-Verfügbarkeit reduziert. Die Glitazone Pioglitazon bzw. Rosiglitazon entfalten einen Teil ihrer Wirkung über eine Anhebung der der Adiponectin-Spiegel. Aus diesem Grund wird auch an einem therapeutischen Adiponectin-Einsatz geforscht.

Der mögliche Stellenwert der neuen Wirkprinzipien bei der Therapie bzw. Prophylaxe des Diabetes mellitus kann derzeit noch nicht abgeschätzt werden. Auch ist nicht anzunehmen, dass alle innovativen Ansätze in absehbarer Zeit zu verwertbaren Arzneistoffen führen werden. In jedem Fall wird hierdurch jedoch unser Verständnis einer Beeinflussung der Stoffwechselregulation bereichert.

Literatur

CREUTZFELDT, W. (2001): The entero-insular axis in type 2 diabetes. Incretins as therapeutic agents (review). *Exp Clin Endocrinol. Diabetes* 109 (Supp.2): S 288 – S 303.

FROESCH, E. R., HUSSAIN, M. A., SCHMID, C. et al. (1996): Insulin-like growth factor I: Physiology, metabolic effects, and clinical uses. *Diabetes / Metabol Rev* 12: 195 – 212.

KOLTERMAN, O. G., SCHWARTZ, S., CORDER, C. et al. (1996): Effect of 14 days' subcutaneous administration of the human amylin analogue pramlintide (AC 137), on an intravenous insuline challenge and response to a standard liquid meal in patients with IDDM. *Diabetologia 39:* 492 – 499.

KOLTERMAN, O. G., BUSE, J. B., FINEMAN, S. et al. (2003): Synthetic exendin-4 (exenatide) significantly reduces postprandial and fasting plasma glucose in subjects with type 2 diabetes. *J. Clin. Endocrinol. Metabol. 88 (7):* 3082 – 3089.

MOYSES, C., YOUNG, A., KOLTERMAN, O. G. (1996): Modulation of gastric empting as a therapeutic approach to glycaemic control. *Diabetic Medicine* 13: S34 – S38

NIELSEN, L. L., BARONM, A. D. (2003): Pharmacology of exenatide (synthetic exendin-4) for the treatment of type 2 diabetes (review). *Curr Opin Invest Drugs* 4: 401 – 405.

VERSPOHL, E. J. (2005) Therapie des Diabetes mellitus. Neue Entwicklungen und Hoffnungen. *Med. Mschr. Pharm.* 28: 193-202.

Stichwortverzeichnis

Die Autoren

Dr. med. Andreas Liebl

1980 – 1986	Studium der Humanmedizin in Regensburg, Norfolk/USA und München
1986	Approbation als Arzt; Promotion
1986 – 1988	Wissenschaftlicher Assistent am Institut für Anästhesie und Intensivmedizin der Universität München
1988 – 2000	Arzt am Diabeteszentrum der Abteilung für Stoffwechsel, Endokrinologie und Angiologie am Städtischen Klinikum München-Bogenhausen
1995	Facharzt für Innere Medizin
2000 – 2001	Chefarzt des Diabetes- und Stoffwechselzentrums Tegernsee (Wallberg-Klinik)
seit 2001	Chefarzt der Abteilung für Innere Medizin und des Diabeteszentrums an der Fachklinik Bad Heilbrunn
	Diabeteologe DDG
	Aktives Mitglied der Bayerischen, Deutschen, Europäischen und Amerikanischen Diabetesgesellschaften mit Tätigkeit in verschiedenen Ausschüssen
2001 – 2005	Vorstandsmitglied der AIDPIT (Artificial Insulin Delivery Systems and Pancreas and Islet Transplantation Section) der Europäischen Diabetesgesellschaft EASD
seit 2005	Stellvertretender Vorsitzender der Arbeitsgemeinschaft Diabetes-Technologie

Dr. phil. nat. Eric Martin

1979 – 1983	Studium der Pharmazie an der Bayerischen Julius-Maximilians-Universität Würzburg
1984	Approbation als Apotheker
1984 – 1990	Anfertigung einer Dissertation am Pharmakologischen Institut für Naturwissenschaftler der Johann-Wolfgang-Goethe-Universität Frankfurt/Main unter Anleitung von Prof. Dr. Dr. E. Mutschler (davon 1984/1985 als externer Doktorand und wiss. Mitarbeiter am Zentrallaboratorium Dt. Apotheker in Eschborn); Promotion 1990
seit 1991	Mitarbeiter der Hubertus-Apotheke in Marktheidenfeld
seit 1996	Pächter der Hubertus-Apotheke in Marktheidenfeld
seit 1999	Mitglied des Wissenschaftlichen Beirats der Bundesapothekerkammer
seit 2002	Lehrauftrag an der Universität Würzburg (Nicht-verschreibungspflichtige Arzneimittel – Selbstmedikation)

Autor bzw. Koautor von Buch-Beiträgen u.a. in:
SCHMIDT, M., MARTIN, E.: Asthma und Antiasthmatika. WVG 1994.
KROEGEL, C., MARTIN, E., SCHMIDT, M.: Asthma von A-Z. Medikon 1998.
MARTIN, E. (Hrsg.).: Der Asthma-Patient in der Apotheke. DAV 2003.